实用毫火针疗法

主编 黄石玺

中国中医药出版社
·北京·

图书在版编目（CIP）数据

实用毫火针疗法 / 黄石玺主编 . —北京：中国中
医药出版社，2020.6（2020.12重印）
ISBN 978-7-5132-6027-5

Ⅰ .①实⋯　Ⅱ①黄⋯　Ⅲ .①火针疗法　Ⅳ .
① R245.31

中国版本图书馆 CIP 数据核字（2019）第 293806 号

中国中医药出版社出版

北京经济技术开发区科创十三街 31 号院二区 8 号楼
邮政编码　100176
传真　010-64405750
保定市西城胶印有限公司印刷
各地新华书店经销

开本 710×1000　1/16　印张 15.25　彩插 0.5　字数 248 千字
2020 年 6 月第 1 版　2020 年 12 月第 2 次印刷
书号　ISBN 978-7-5132-6027-5

定价　68.00 元
网址　www.cptcm.com

社 长 热 线　010-64405720
购 书 热 线　010-89535836
维 权 打 假　010-64405753

微信服务号　zgzyycbs
微商城网址　https：//kdt.im/LIdUGr
官 方 微 博　http：//e.weibo.com/cptcm
天猫旗舰店网址　https：//zgzyycbs.tmall.com

如有印装质量问题请与本社出版部联系（010-64405510）

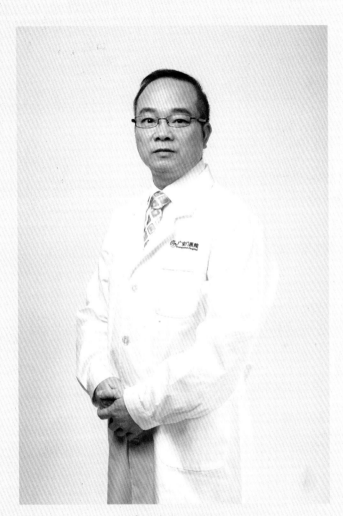

黄石玺主任医师

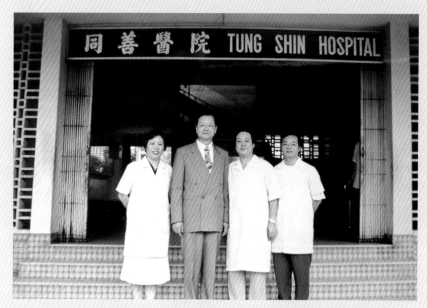

　　1997年广安门医院专家团在马来西亚工作时与卫生部张文康部长（左二）访马时合影

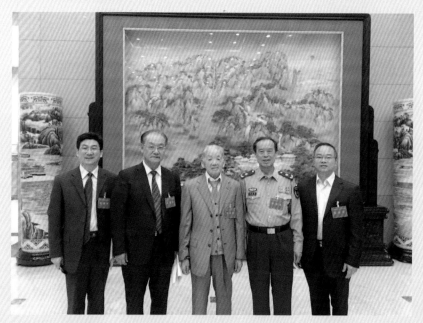

　　2016年获得中央保健先进个人时与国医大师路志正（左三）、院长王阶（左二）及魏军平处长（左一）等合影

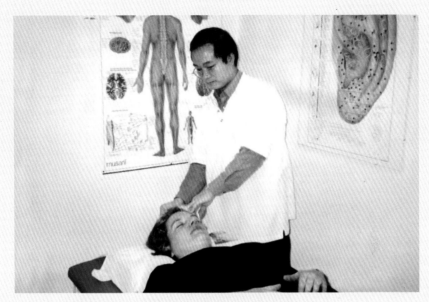

2000 年在德国慕尼黑开展医疗工作

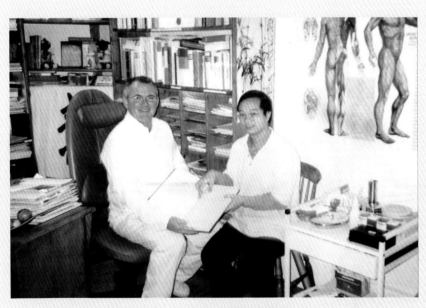

2000 年在德国慕尼黑讲学

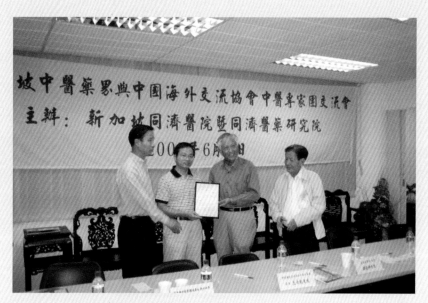

2005 年受聘新加坡同济医院名誉教授

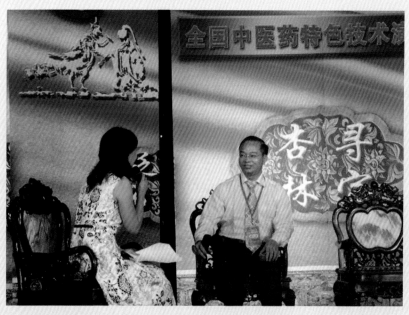

2009 年在广州参加"全国中医药特色技术演示会"

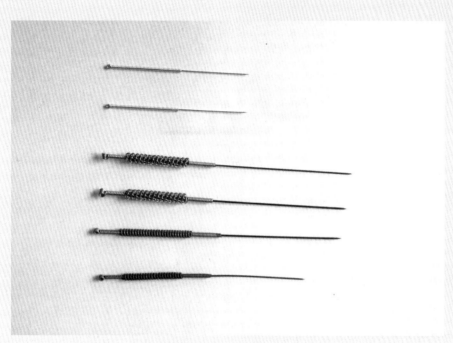

毫火针、传统火针图

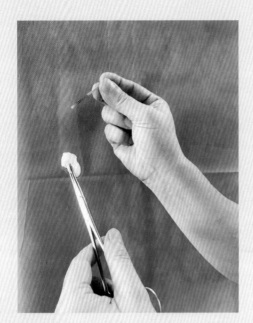

毫火针持针手法之一

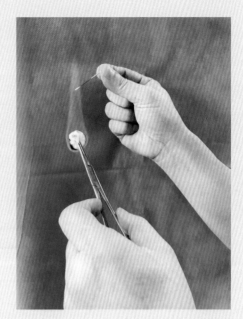

毫火针持针手法之二

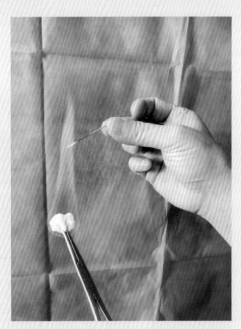

毫火针持针手法之三

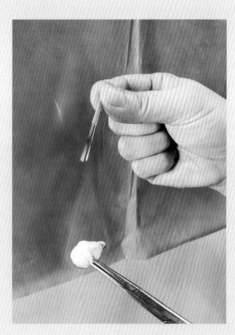

毫火针操作方法

《实用毫火针疗法》编委会

刘　序

非常有幸先睹我的同事黄石玺主任医师主编的《实用毫火针疗法》一书，受益匪浅！早在1985年秋，我在广安门医院师从田从豁老师就读研究生时，黄石玺已经成为针灸科的一员。其后十余年间，我们同在广安门医院针灸科共事，一起学习、实践，一起讨论、切磋，一起成长、进步。近些年，我经常介绍一些久治不愈的偏头痛、三叉神经痛、面瘫、带状疱疹患者给黄主任，他每每都用"毫火针"取得了意想不到的效果，甚是震撼。黄主任也成为我经常给大家推荐的"年轻"名中医。

黄主任1983年从广州中医学院（广州中医药大学前身）毕业后，就到广安门医院工作，他克服了南北方生活习惯、语言、饮食、气候差异等种种困难，扎根北方、扎根广安门医院，36年来始终坚持工作在临床一线，为人民群众排忧解难，为学生传道授业。他淡泊名利、痴迷针灸、勤于思考、勇于创新。1993年我邀请国医大师贺普仁教授来广安门医院授课，主讲"火针"疗法，黄主任深受吸引和启发，1994年在贺老、田老等专家指导下，我们共同总结古籍文献，传承前辈经验，总结临床实践的体会编写了《火针》一书。其后，黄主任在临床坚持火针的应用，并不断地总结摸索，从临床实用出发，用"毫针"代替了传统火针的针具，开创了使用方便、疼痛更轻、创伤更小，使用范围更广，而疗效不减的"毫火针"方法，治疗许多疑难杂症，深受患者欢迎。

本书是黄石玺主任医师在系统总结临床应用的基础上，对"毫火针"疗法的全面阐述，分为基础篇、治疗篇、附录三个部分。基础篇是"毫火针"的理论基石，治疗篇是黄主任临床中使用毫火针疗法的实践经验，附录收集了黄主任及其团队与毫火针相关的科研课题题目，各部分内容相互融合呼应，集中展示了黄主任医师多年的学术观点和临床经验。

毫火针疗法源于火针疗法，是传统火针疗法的现代发展，随着《实用毫火针疗法》一书的问世，我相信会有更多的同道可以了解、学习并推广这一疗法，使针灸在提升疑难病证治疗效果、扩展适应证，以及在"治未病"中发挥更大作用，做出更大贡献！我十分高兴能通过此序，向国内外针灸同仁推荐名医黄石玺及此书。

中国中医科学院首席研究员

世界针灸学会联合会主席　　刘保延

中国针灸学会会长

2019 年 12 月 17 日

自 序

我祖籍广东阳江，1983 年夏从广州中医学院（广州中医药大学前身）毕业后，在中国中医科学院广安门医院针灸科从事临床一线工作，至今已 36 载。

第一次接触火针，大约是 1993 年秋，著名针灸大家贺普仁教授到我院传授《火针疗法的临床应用》。贺老的生动授课与火针的镇痛疗效打动了我，不久后，我就开始应用火针治疗患者。随着自己对火针疗法的临床实践越来越多，它的魅力就更加深深地吸引着我。

火针疗法是针灸学的一个重要组成部分，是针刺的效能与火的热能的完美融合。火针疗法治病，收效快而疗效显著，尤其是治疗疼痛疾患，镇痛立竿见影，深得医者及患者的喜爱。首届国医大师贺普仁教授首先发起和倡导火针疗法的临床使用，使这一古老疗法焕发出新的活力，开创了火针疗法的新纪元。

但传统火针针具在临床应用中也暴露出它的不足之处，如规格不统一、制针材料不一致、质量参差不齐，还有让患者畏惧的粗大针体、进针时的痛感、针后易出血、针口易红肿感染等，都制约了它的应用。经过多次反复临床试验及实践，我们剔除了烧针容易弯针变形的不同规格毫针，选取了操作方便，反复烧针、进针多次不弯针，规格为 0.35mm×25mm 的不锈钢毫针替代传统火针进行临床治疗，疗效不但没有降低，反而患者觉得进针疼痛感减轻，更易接受。

毫火针疗法是火针疗法的拓展和延伸。通过改良针具和操作流程，方便医生取材，减少进针疼痛，克服了患者对火针的畏惧心理，更易普及与推广，更适合当代社会的医疗环境。

我在针灸临床工作中，使用毫火针治病得心应手，屡获奇效。出于对毫火针的喜爱，希望与更多的同道分享，使更多的患者受益，遂将毫火针疗法整理、编辑成册，以便于针灸同道在临床工作中参考应用。不足之处，请各位同道不吝指正，以便再版时修订完善。

中国中医科学院广安门医院 黄石玺

2019 年 12 月

我的从医经历

黄石玺，男，现任中国中医科学院广安门医院针灸科主任医师，硕士研究生导师。中国针灸学会火针专业委员会常务委员，北京康复医学会传统医学分会常务理事，北京针灸学会理事。

1983年我毕业于广州中医药大学，同年进入中国中医科学院广安门医院针灸科工作至今。其中，1986年11月～1987年10月在天坛医院神经内科进修。在田从豁、李志明、戚丽宜、叶成鹄、高立山等老一辈广安门医院针灸科老师的指导及影响下，在国医大师贺普仁教授针灸三通法的熏陶下，我逐渐形成了自身独特的学术见解及诊疗风格。曾应邀前往马来西亚，奥地利中医学院，德国柏林、慕尼黑，泰国曼谷等地进行医疗、讲学及针灸学术交流；随国务院侨办组织的中医专家团访问新加坡、泰国、越南、柬埔寨、缅甸、老挝等亚洲多国，2017年访问匈牙利、意大利、西班牙等国，热情为各国人民、侨民服务。

2013年执行特殊紧急援外医疗任务，作为中医专家组成员到某国给该国领导人治病。成绩显著，赢得了外方的认可和高度赞扬，获得该国国家金质奖及最高荣誉——总统勋章。回国后习近平总书记、刘延东副总理、国家卫生健康委员会李斌主任和刘谦副主任都作了重要批示，高度评价了此次赴外医疗保健工作，中央保健委员会发来感谢信，对我们的工作表示了感谢和肯定，中国中医科学院给我颁发了援外医疗表彰证书。

30余年来，我始终坚持工作在临床一线，从事临床医疗、科研、教学工作，注重针刺镇痛、火针的研究与应用，善用毫火针拔罐灸法等疗法结合，如毫火针赞刺法治疗带状疱疹、各类顽固性疼痛等症。擅长治疗面瘫、痤疮、眼肌麻痹、脑血管病、突聋及顽固性痛症，如带状疱疹及其后神经痛、原发性头痛、肌筋膜炎、颈腰腿痛、坐骨神经痛、膝骨关节病、三叉神经痛、痛风等。

我改良火针针具及临床操作方法，用毫火针替代传统火针，减轻了患者对火针的恐惧，克服了火针疗法的不足。

负责多项局市级科研课题，如：①国家中医药管理局中医药科技专项"毫火针温针灸联合疗法治疗原发性头痛的技术方案规范研究"；②国家中医药管理局研究课题"火针赞刺法治疗带状疱疹的临床疗效再评价及技术操作规范的研究"；③中国中医科学院优势病种"毫火针赞刺法与毫火针加灸法治疗中老年带状疱疹平行对照研究"；④首都医学发展科研基金"毫火针配合温和灸缓解带状疱疹后神经痛及改善生活质量的研究"等。培养硕士研究生 20 余名。

主编出版《中医拔罐》《火针》《中医灸法》VCD 光盘等著作。《当代名老中医典型医案集——针灸推拿分册》副主编，《火针》编委，发表学术论文 50 余篇。

部分荣誉：

1. 荣获中央保健委员会颁发的"中央保健工作先进个人"荣誉（2016 年）。

2. 荣获阿尔及利亚总统颁发的最高荣誉——总统勋章（2013 年）。

3. 荣获阿尔及利亚"国家金质奖"。

4. 荣获中国中医科学院"赴境外执行特殊医疗任务表彰证书"（2013 年）。

5. 荣获国医大师贺普仁教授颁发的"贺氏火针针法优秀传承人证书"（北京针灸学会、北京针灸三通法研究会，2011 年 12 月）。

6. 荣获中国针灸学会科学技术二等奖 3 项，华夏医学科技三等奖 1 项，中国中医科学院科学技术二等奖 1 项。

7. 与解放军音像出版社合作，拍摄和制作《火针》光盘（版号：ISRC CN-A59-07-0024-0/V.R）。

8. "黄氏毫火针"疗法曾在央视《健康之路》栏目专题介绍，并入选由中华中医药学会、国家中医药管理局中国中医药科技开发交流中心、中央电视台《中华医药》栏目、广东省中医药学会、广东省中医院、广东省中医药科学院联合举办的"杏林寻宝——全国中医药特色技术演示会"之中医药特色技术。

黄石玺

2019 年 12 月

目　录

基础篇

治疗篇

附　录

基础篇

第一章　火针疗法的概述

一、传统火针疗法的源流

火针疗法是用火将针尖针体烧红后，灼刺人体一定的腧穴或部位，从而达到防病治病目的的一种治疗方法，是针灸学的重要组成部分，是针灸疗法中独特的治疗体系。

最早记载火针疗法的医籍首推《黄帝内经》："焠刺者，刺燔针则取痹也""焠刺者，刺寒急也，热则筋纵不收，无用燔针""病在骨，焠针药熨"。对火针的名称、针具、刺法、主治、适应证、禁忌证等有较明确的记载。"燔针""焠刺"为火针的最早名称。

东汉·张仲景的《伤寒论》称火针为"烧针""温针"，对因火针使用不当而致的变证进行了多方面的论述，如"烧针必惊，烧针令其汗，针处被寒，核起而赤者，必发奔豚"，烧针令胸烦等，从反面提出了火针疗法的诸多禁忌证，进而提出了补救措施。从某种意义上讲，医圣张仲景丰富和发展了火针疗法的应用范围和内容，使之逐渐发展完善，为火针的发展做出了贡献。

晋·陈延之的《小品方》治疗附骨疽"若失时不消成脓者，用火针、膏、散"，是火针疗法用于外科证候的较早记载，并开创了火针治疗眼疾、热证的先河。此书首提"火针"之名，自此以后的医籍，多以"火针"为名，沿用至今。

唐·孙思邈《千金方》："外疔痈疽，针惟令极热""诸漏结核末破者，火针使着核结中，无不瘥者""痈有脓便可破之，令脓宜出，脓深难见，肉厚而生者用火针。""侠人中穴，火针，治马黄黄疸疫通身并黄语音已不转者。"不但将火针用于痹证，而且多用于外科疮疡痈疽、瘰疬痰核、内科黄疸、癫狂等病证。

宋代《圣济总录》从机理上进行了探讨，认为："肿内热气，被火夺之，随火而出。"即火针治疗，起到了以热引热，引邪外出的作用。

明·高武《针灸聚英》系统全面地论述了火针疗法，标志着火针疗法的成熟。制针："世之制火针者，皆用马衔铁……此针惟是要久受火气，铁熟不生为上，莫如火炉中用废火箸制铁为佳也。"针法：高氏重视火针的加热，更重视火针的刺法及深浅。"焠针者，其灯火烧针，烧令通红，用方有功。若不红者，反损于人，不能去病""针冷治病无功，亦不入内也""以墨记之……针之切忌太深，深则反伤经络；不可太浅，浅则治病无功；但消息取中也""凡行火针，一针之后，疾速便去，不可久留""凡行火针，必先安慰患者，令无惊心""盖火针大开其孔穴，不塞其门，风邪从此而出""火针亦行气，惟假火力，无补泻虚实之害，惟怕太深有害，余则无妨"。适应证：高氏详细讲解了火针破脓、治瘤、蠡痹等治疗作用及在疮疡外科疾患、痹证、瘫痪中的作用。"破痈坚积结瘤等，皆以火针猛热可用。""若风寒湿三者在于经络不出者，宜用火针，以外发其邪。""凡治瘫痪，尤宜火针易获功效。"禁忌证：高氏谈及火针的禁用部位和季节。"人身诸处皆可行针，面上忌之。凡夏季……切忌妄行火针于两脚内及足，则溃脓肿疼难退。其如脚气多发于夏……或误行火针，则反加肿痛，不能行履也。"针后处理："凡行火针，一针之后，疾速便去，不可久留，寻即以左手速按针孔上，则疼止，不按则疼甚。"高氏的经验至今仍广泛应用于临床。

二、火针疗法的近现代发展

近20年来，据文献统计，国内学者应用火针治疗了137种不同疾病，治疗范围广泛，且92.42％文献的有效率在90％以上。临床上应用最广泛的火针针具有两种：一是贺普仁教授制作的钨锰合金火针，包括细火针、中粗火针、粗火针、平头火针、三棱火针五种；一是山西师怀堂主任医师用金属钨制作的火针，包括细火针、中粗火针、粗火针、三头火针、火镍针、火铍针六种型号（表1）。两者均具有耐高温、不退火、变形小、不易折、高温硬度强等特点。

表 1 贺氏火针与师氏火针规格（部分）（单位：毫米）

直径	细火针	中（粗）火针	粗火针
贺氏火针	0.5mm	0.8mm	大于 1.1mm
师氏火针	0.5mm	0.75mm	1.2mm

首届国医大师北京中医医院的贺普仁教授是蜚声海内外的针灸泰斗，也是"针灸三通法"的创始人。贺老以火针疗法为主形成一套完整的"温通法"理论，不仅自行研制火针针具，规范操作方法，而且阐释火针疗法的作用机制，扩大适用范围。突破火针的古代临床禁忌部位，认为人身之穴皆可行火针，头面部亦能针刺，并将火针也应用于外阴、五官等敏感部位；而且打破火针的禁忌证，将火针应用于热证等，并创造性地使用和发展火针刺络放血疗法。

山西省针灸研究所首任所长师怀堂教授在《内经》所载古九针基础上，结合其临床实践经验和现代科学技术，研制出了一套美观、精巧、实用的"新九针"，较古之"九针"，具有安全、经济、有效、适应证广、使用方便、易于掌握等特点。火针的应用是新九针的一大特色，在继承了古火针的基础上，增加了火针的类型，使之更适应临床疾病的治疗。师教授的火针治疗范围十分广泛，还开创了火针美容、火针治疗肛肠疾患等新的治疗领域，还创造了火锟针刺法，火铍针、火锟针联合刺法等，用以治疗外科疾患，疗效显著。

中国中医科学院首席研究员、世界针灸学会联合会主席刘保延教授也长期致力于火针的推广与应用，早在 1994 年他就主编了《火针》一书。在广安门医院工作期间，经常鼓励和指导针灸科医生学习、使用火针疗法。在其就任世界针联主席、中国针灸学会会长、世界卫生组织传统医学顾问后，更是在国际国内的舞台上宣扬火针疗法，为火针的发展做出了卓越的贡献。

目前火针疗法应用普遍，全国各地各级中医医疗机构大都有医生使用，用火针所治之病种越来越多，尤其是各类疼痛、疑难杂症。发表在各类杂志的火针研究文章也越来越多，这里不一一枚举，同道人士可以多方查阅。

三、毫火针疗法简述

毫火针疗法，顾名思义，是以针灸常用毫针替代传统火针作为烧针针具治疗疾病的一种针灸方法。火针临床应用时，医者最害怕的是断针弯针，传统火针针具是用特殊金属材料制作，目的是烧针时材质在高温状态下不变形、不弯针、不断针、无毒副作用。我早先使用火针治病时，大脑里的固有印象是火针针具是用特殊金属材料制作，毫针一烧针就弯针，根本就没有想过用毫针替代。1996年，我到马来西亚吉隆坡工作，每每在治疗顽固疼痛类疾病时会想到火针治疗，因手头没有火针针具，就用毫针烧针点刺治疗，治疗效果也不错，而且痛感轻，创口小。回到北京后就着手使用毫针替代传统火针烧针试验，多次选择不同规格的毫针烧针，有些毫针烧后一进针就弯曲，而有些经烧针后进针2、3次才弯针，从没出现断针现象。只弯针不断针，就没有新的风险，这样就更加坚定了我的决心，选择一种新的火针针具，替代传统火针针具，克服传统火针的不足，以便适应当代医疗环境。经过不断烧针试验，我们就选取了0.35mm×25mm规格不锈钢毫针替代传统火针进行临床治疗，反复烧针、进针20多次都不弯针，临床疗效不但没有降低，反而患者觉得进针疼痛减轻，临床治疗更易接受。我们发表文章时称"改良火针"，临床治疗时就叫"毫火针"，意思是用针灸毫针替代传统火针针具"烧针"治疗疾病，这就是"毫火针"的称谓来源。20多年来我们选用这种规格的一次性无菌不锈钢针灸毫针作为火针针具，临床应用，延续至今。

近10年来，毫火针疗法技术日渐成熟，我培养了25名硕士研究生，接收国内外进修学习医生及实习医生更是不计其数，他们中很多人都熟练掌握了这一技术。同时，我们发表了与毫火针疗法相关文章18篇，科研课题4项，制作了《火针》VCD光盘，获得中国针灸学会科学技术二等奖，中国中医科学院科学技术二等奖，华夏医学科技奖三等奖。我也多次受中央电视台、各类学会、各地医院的邀请去全国讲学、演示。

毫火针疗法是在传统火针疗法的基础上发展起来的，它不只是针具选择的创新，还有着独特的规范操作方法，同时它扩大了火针治病的病种范围及施术范围，给火针疗法注入了新的血液和理念。

第二章 毫火针疗法的治病机制

一、调和阴阳

阴阳学说是中医基本理论中的重要内容，贯穿于中医理论体系的各个方面。在正常情况下，人体中阴阳两方面处于相对平衡状态，保持人体中各组织、器官、脏腑的正常生理功能。若人体的阴阳失去平衡，发生偏盛或偏衰，就会发生疾病。如《素问·生气通天论》中记载："阴平阳秘，精神乃治，阴阳离决，精气乃绝。"既然阴阳失调是疾病发生发展的根本原因，因此调节阴阳，恢复阴阳的相对平衡就是治疗根本。《灵枢·根结》曰"用针之要，在于知调阴与阳，调阴与阳，精气乃光，合形与气，使神内藏"，就是说针灸治病的关键在于调节阴阳的偏盛与偏衰，使机体阴阳调和，保持精气充沛，形气相合，神气内存。

毫火针疗法灼刺局部穴位后，一是将火热之力通过经络，直接导入人体，激发经气，鼓舞气血运行，使失调的阴阳向着协调的方面转化，恢复阴阳的相对平衡；二是刺激局部的穴位，激发穴位的功能，调其气血，发挥经络的传导与调整作用，给机体、脏腑以整体性影响，使阴阳归于平衡，脏腑趋于调和。毫火针疗法调和阴阳的作用，基本上是通过经络、腧穴配伍和借助火力祛除病理因素、扶助机体正气来实现的。

二、扶正祛邪

疾病的发生，关系到人体正气和邪气两个方面。所谓正气，即是指人体的机能活动和其抗病能力。所谓邪气，是与正气相对而言，即泛指对人体有害的各种致病因素，包括外感六淫、内伤七情及病理产物如痰饮、瘀血、结石等。

中医学认为，任何疾病的发生，都是在一定条件下正邪相争的具体反应。也就是说，只有当人体的正气不足以抵御外邪，或病邪侵袭人体的力量超过了人体的正气时，才会发生疾病。

正邪双方在斗争中有消长的变化。一般说，正气增长则邪气消退，而病转恢复；若邪气增长则正气衰退，而病转恶化。随着邪正双方的变化，疾病表现出两种不同的病机和证候，即《素问·通评虚实论》所说："邪气盛则实，精气夺则虚。"

治疗疾病就是要扶助正气，祛除邪气，改变正邪双方的力量对比，使之有利于向痊愈方面转化。所以，扶正祛邪是临床治疗的重要法则。

补虚泻实，是扶正祛邪这一法则的具体应用。在邪正双方斗争中，二者盛衰的程度不同，其病证也不相同。治疗时实证应予以泻法，虚证应予以补法。在临床应用时要根据正邪在病程中所占的地位，决定扶正与祛邪的主次与先后。扶正适用于正虚而邪不盛的病证；祛邪适用于邪实而正未伤的病证；扶正与祛邪同时应用，适用于正虚邪实的病证，但应分清主次，正虚较重者，则扶正兼祛邪，邪实较重者，则祛邪兼扶正。病邪较重，但正气虚弱不耐攻伐时，应先扶正后祛邪；当病邪甚盛，正气虽虚，尚可伐时，宜先祛邪后扶正。

毫火针疗法没有明显的补泻手法，又是怎样体现扶正祛邪，补虚泻实呢？毫火针能扶正，一是假借火力灼刺腧穴，鼓舞气血运行，经络气血旺盛，通畅无阻，使正气得复；二是毫火针温热助阳，人体阳气充盈，则温煦有常，脏腑功能得以正常运转，故毫火针可以扶助正气，治疗阳虚所致的虚寒证；三是某一脏腑虚弱时，取其本经之原穴及背部五脏腧穴，用毫火针点刺，调节穴位的功能以补之；四是根据阴阳五行生克理论，虚则补其母，如木生火，肝属木，心属火，心脏虚时取肝经之属木穴（大敦）毫火针点刺补其母脏，也可取心经中属木的母穴（少冲）毫火针点刺，激发经穴的功能以补之，或两者同时应用，即临床常用的补木生火法。实验证明，毫火针可以增加实验动物的白细胞的吞噬能力，提高机体免疫力，即为"扶正"。虚者为不足，不足者补之使满，奏效往往较慢，即所谓补益无近功。毫火针祛邪泻实，一是借火力温化寒饮瘀血；二则出针后其针孔不会很快闭合，使体内或局部瘀血、痰浊、水湿、热毒等有形之邪可从针孔直接排出体外；三则泻其本经，或实则泻子法，毫火针治疗，损其有余，奏效往往较其他方法快速。毫火针疗法进针较浅，且借火助阳，往往不伤正气，祛邪实的作用大于补虚，更多的是祛邪实得以扶正，去旧实得以生新，使邪退正复。

三、温通经络

经络气血失调是疾病产生的重要病理变化。经络是五脏六腑与体表肌肤、四肢、五官七窍相互联系的通道，具有运行气血，沟通机体表里上下和调节脏腑组织功能活动的作用。在正常情况下，经络"内溉脏腑，外濡腠理"，维持着人体正常的生理功能，使人体成为一个完整的有机体。《灵枢·经脉》云："经脉者，所以能决生死，处百病，调虚实，不可不通。"所以一旦经络气血功能失调，致使经络气血偏盛偏衰，经络气血逆乱，经络气血阻滞等，扰乱了人体的正常生理功能，就会引起诸多病变。如经脉阻滞不通，"不通则痛"；经脉阻滞，气血运行受阻，机体组织失养，出现皮肤干燥、麻木、瘙痒、痉挛等。

毫火针疗法灼刺局部穴位后，借火热之力温煦机体，鼓舞气血运行，筋肉肌肤得养，则能止痛解痉、除麻止痒。毫火针疗法可激发经气，治疗经络气血偏衰；借火力强开其门，使壅结的实邪直接外泄，得以纠正经络气血的偏盛；并可温通经脉，助血气运行，得以疏通经络中阻滞之气血，舒畅经络中逆乱之气血。

四、开门祛邪

《医学正传》记载："实者，邪气实也。或外闭于经络，或内结于脏腑，或气壅而不行，或血留而凝滞。"侵入人体的六淫等外邪，或由气化障碍产生的痰饮水湿、血运障碍产生的瘀血等病理产物，均为邪气。毫火针借助火力，灼烙腧穴，出针后其针孔不会很快闭合，痈脓、瘀血、痰浊、水湿等有形之邪均可从针孔直接排出体外，打破疾病的恶性循环，使许多顽疾危证得以缓解或治愈。正如《针灸聚英》所说："若风寒湿三者在于经络不出者，宜用火针，以外发其邪。"

五、以热引热

导致热证的原因，一为邪热侵扰，二为机体阳盛则热，三为机体素有阴虚而生内热。火针以热引热的功效，有晋·陈延之《小品方》"若失时不消成脓者，用火针、膏、散"；唐·孙思邈《千金方》："外疖痈疽，针惟令极热"；宋代《圣济总录》曰："肿内热气，被火夺之，随火而出。"明·高武《针灸聚英》："破痈坚积结瘤等，皆以火针猛热可用。"等相关记载。使用毫火针，借火力强开其门，使壅结的火毒之邪直接外泻；同时可温通经脉，助血气运行，血气行，则火毒随之消散，可治疗局部因血气壅滞，火郁而毒生，出现红、肿、热、痛等多种病证。

六、温灸效应

毫火针点刺腧穴后，火热之力直接导入人体，温壮脏腑阳气，此时患者可能会感受到轻微的灼热感、酸痛感等"得气"的感觉，时间可维持十几分钟至数十小时不等，有时甚至可产生循经感传现象。针眼处结痂相当于长效灸感，即烧伤效应，这是毫火针点刺局部组织后，由于局部组织的良性烧伤，从而诱发、激发全身多系统，尤其是免疫、神经、内分泌系统的整体调整，作用时间长达一周左右，这就极大地延长了治疗时间，起到防病治病的作用。

第三章 毫火针疗法的功效与主治

《灵枢·九针十二原》:"凡用针者,虚则实之,满则泄之,菀陈则除之,邪胜则虚之。"毫火针疗法融合火的热能与针刺的效能于一体,将火热之力直接导入人体,激发经气及机体机能,使失调的阴阳向着协调的方面转化,恢复阴阳的相对平衡。既能补虚、散寒、温阳,又能泻实、清热、除湿。归纳起来,与清代名医程钟龄创立的"医门八法"多有相同,程氏在《医学心悟》中记载"论治病之方,则又以汗、和、下、吐、温、清、补、消八法尽之。盖一法之中,八法备焉。八法之中,百法备焉。病变虽多,而法归于一。"归纳起来,毫火针的治法有补法、温法、泻法、清法、消法、和法、散法、通法八种。

一、补法

关于针刺的补虚问题,各世医家尚有不同见解。如朱丹溪说"针法浑是泻而无补",汪机认为"针乃砭石所制,既无气又无味,破皮损肉,发窍于身,气皆从窍出矣,何得为补?""针刺补法即张子和所谓祛邪实所以扶正,去旧实所以生新之意"。临床上,许多虚弱病证应用毫火针治疗确有实效。

补法是补益人体阴阳气血不足、津精亏损,或补益某一脏之虚损的一种治法。《素问·至真要大论》中说"衰者补之,损者益之"。毫火针疗法有振衰起废、补益气血阴阳之功。一切虚损证候,不外乎气虚、血虚、阴虚、阳虚等四大类,毫火针疗法操作时没有明显的补泻手法,它的补益作用一是假借火力灼刺腧穴,温热助阳,使机体温煦有常,脏腑功能得以正常运转;二是毫火针治疗鼓舞气血运行,气血机能旺盛,经络通畅无阻,使正气得复。毫火针疗法是将火热之力,通过经络穴位,直接导入人体,激发经气,鼓舞气血运行,扶助机体正气来实现的。

（一）补气

中医认为人体之气来源有四，即"元气""宗气""营气""卫气"。四者共同构成了人体的"真气"，也叫"正气"，其行于脏腑者称作"脏腑之气"，行于经络者称作"经络之气"，维持和调节着人体的健康与平衡。

毫火针疗法主要是通过针刺穴位和温热之性来达到补气的功效。元气不足主要是激发肾经以及任督二脉的穴位功能，来调补肾脏，培元固本。常用的穴位有太溪、肾俞、志室、命门、关元、气海、足三里、三阴交等。宗气不足可调补心肺功能和元气，因为肺为气之本，肾为气之根，肺主呼气，肾主纳气，肾经的支脉"入肺中……络心，注胸中"，常用的穴位有太渊、膻中、中府、肺俞、神门、内关、心俞、膏肓、关元、气海、肾俞等。营气不足应健脾和胃，益气养血及补肾，常用的穴位有足三里、三阴交、中脘、章门、胃俞、脾俞、膈俞、肾俞、关元等。卫气不足需补益卫气，固密腠理，扶正祛邪，可从肺经、脾胃经、及补肾调督入手，常用的穴位有太渊、列缺、肺俞、足三里、脾俞、气海、肾俞、大椎、风门等。临床常用毫火针治疗肾脾肺气虚之腰痛、阳痿、胃下垂、子宫脱垂、哮喘等。

（二）补血

血，为循行于人体脉道中的红色液体，它富含营养，在气的温煦和推动下濡养、滋润全身各脏器组织，以用来维持机体的正常生理功能，而且血是神志活动的主要物质基础。所以，血的化生是否充足，与人体的生命活动是密不可分的。《灵枢·营卫生会》说："中焦亦并胃中，出上焦之后，此所受气者，泌糟粕、蒸津液，化其精微，上注于肺脉，乃化而为血，以奉生身，莫贵于此……"《灵枢·决气》："中焦受气取汁，变化而赤，是谓血。"由此可见，血是由食物精华通过气化作用而形成的一种物质。

中医学在五行基础上对血的生成提出：肝、心、脾、肺、肾均与血的生成有着密切联系。如：心主血脉，心主神明；肝性刚强，疏泄条达，主藏血；脾主统血，主四肢肌肉，为"后天之本"；肺主气、司呼吸，主一身之治节；肾主水（水是血的重要组成部分），主藏精，为"先天之本"，精与血可以互相转换，有"精血同源"之说。

毫火针疗法主要通过点刺相关穴位，激发穴位及经络功能来达到补血行血的目的。如足三里可旺盛后天之本，使气血生化有源，具有益气养血、健脾补虚、扶正培元之功；血海为脾血归聚之海，具有祛瘀血、生新血之功能；膈俞功善补血止血；心俞、肝俞、脾俞可调节心肝脾三脏的功能，与血液的生成和贮存密切相关；三阴交为肝、脾、肾三经的交会穴，善于补益气血，可用于气血虚弱诸证等。临床多用毫火针养血柔筋治疗筋脉失养之肢体无力、麻木、痉挛等。

（三）补阴

在中国传统哲学理论中，阴阳是对相关事物或现象相对属性或同一事物内部对立双方属性的概括。凡是相对静止的、内向的、下降的、寒冷的、晦暗的、有形的、抑制的，内收的、被动的、柔性的、圆的、山北水南都属于"阴"。在中医理论的生理病理中，狭义的"阴"为阴液，泛指体内一切富有营养的液体，或指脏腑的阴精，其性质是稠而浊的。身体内的血液、汗液、精液、唾沫等都是阴液。如果阴液不足，心、肝、肾等脏腑，眼、耳、鼻等孔窍，以及皮肤，均失去濡润，身体就产生一系列干燥失润，甚至以热为主的表现。

毫火针疗法主要通过点刺相关穴位，激发穴位、经络功能来达到滋阴、清虚火的目的。如太溪、三阴交、照海、复溜。太溪是肾经原穴，太溪补一经之阴，就是补肾阴，它还是足少阴肾经的输穴，足少阴肾经在五行中属水，肾主水，所以刺激太溪穴能够很好地发挥"补水"，也就是滋阴的作用。三阴交是肝、脾、肾三经的交会穴，补三经之阴，也就是补肝经、脾经及肾经之阴。照海穴通奇经八脉之阴跷脉，阴跷脉、阳跷脉左右成对，有"分主一身左右阴阳"之说，照海可补一身之阴。复溜穴是足少阴肾经的经（金）穴，出自《灵枢·本输》，名意指肾经的水湿之气在此再次吸热蒸发上行意思。临床上用毫火针治疗干眼病、肾精不足的不孕不育、头晕耳鸣等。

（四）补阳

在阴阳理论中，凡是运动的、外向的、上升的、温热的、明亮的、无形的、兴奋的、外延的、主动的、刚性的、方的、山南水北都属于"阳"。中医理论中狭义的"阳"是指凡见兴奋、躁动、亢进、明亮等表现的表证、热证、实证；症状表现于外的、向上的、容易发现的；病邪性质为阳邪致病，病情变化较快。

毫火针疗法主要通过火针的温热作用，借火助阳和刺激相关穴位使机体温煦有常，脏腑功能得以正常运转，达补阳、祛寒、升阳举陷的目的，如百会、关元、中脘、命门等。百会穴位于人体最高处，意为"百脉于此交会"，为全身阳经和督脉阳气交汇处，常按此处可以疏通经络，提升阳气，让全身气血通畅，为升举阳气的要穴。关元穴位于人体"阴脉之海"的任脉，又称为下丹田，具有培补元气、补肾壮阳、温通经络、理气和血、补虚益损、壮一身之元气等作用。中脘名出《针灸甲乙经》，属任脉穴，是任脉、手太阳与少阳、足阳明之会，胃之募穴，八会穴之腑会，可温补脾阳、和胃健脾、降逆利水。命门属督脉，名出《针灸甲乙经》，穴居两肾俞穴之中，意指脊骨中的精髓由此外输督脉，可培元固本、强健腰膝。临床上常用治疗肢冷、阳痿、宫寒、脏器下垂等。

二、温法

温法是指祛除寒邪和补益阳气的一种治法，其主要作用在于回阳救逆、温散寒邪，从而达到补益阳气而祛邪疗疾的目的。《素问·调经论》说："人之所有者，血与气耳。血气者，喜温而恶寒，寒则泣而不流，温则消而去之。"

采用温法可温散外入的寒邪，振奋自身的阳气，达到调理脏腑功能、舒缓经筋挛急、温通气血凝结的作用，适用于寒邪留滞或由热证转变为寒证的疾病。五脏之寒，见证各异，虽治疗形式为温，但治法有别。肺经虚寒，宜温肺散寒；脾胃虚寒，宜温中健脾；肝经虚寒，宜温肝散寒；心经虚寒，宜温补心阳；肾经虚寒，宜温肾散寒。

（一）温阳散寒

毫火针疗法灼刺局部穴位后，将火热之力直接导入人体，激发经气，鼓舞气血运行，且振奋阳气，扶助机体正气以助阳补虚。既可以增强经气的阳热作用，治疗经气虚损、阳气衰弱的各种疾病，又可以散寒除湿，温化痰浊，治疗寒湿痰浊所致的各种顽疾证。

（二）温经通络

经络是气血流通的通道，一旦遭受到寒邪的侵袭，容易造成气滞血凝，经络"不通则痛"，可出现关节、肌肉、韧带的肿胀疼痛、活动不利。毫火针疗法针刺局部穴位后，可以产生温热和穴位刺激双重作用，温通气机和温化瘀阻，使经络"通则不痛"。

（三）回阳救逆

厥脱是厥与脱的综合征，为常见的危重急症。厥指手足或肢体逆冷、甚至失去知觉，不省人事的病证。脱，为多种疾病病情突变时阴阳气血衰竭的危重证候，与西医学各种类型的休克类同。阳气衰微型厥脱证因久病伤阳耗气或暴病阳气大伤所致，症见精神萎靡，反应迟钝，大汗淋漓，身冷畏寒，口淡不渴，心悸胸闷，呼吸急促，四肢厥冷，尿少或无尿，舌淡苔白，脉微欲绝。毫火针快速点刺人中、涌泉、素髎、内关等穴，强刺激，起到醒神开窍、回阳救逆、升阳固脱的作用。

三、泻法

泻法是指能疏泄病邪使亢进的功能恢复正常的方法，根据《灵枢·经脉》"盛则泻之"确立。若机体处于邪盛而呈现实热、闭证的实证情况下，针刺又可以泻邪，起清热、启闭的泻实作用。毫火针出针后其针孔不会很快闭合，使体内或局部瘀血、痰浊、水湿、热毒等有形之邪可从针孔直接排出体外，且借火力温化寒饮瘀血；也可取本经穴位点刺泻其本经，或泻其子经。毫火针疗法治疗邪实证，如带状疱疹、化脓性疖疮、溃疡性皮肤病、红肿热痛明显的关节病，可达到祛腐排脓、泻火解毒之功，奏效往往较其他方法快速。毫火针疗法借火助阳，能固本培元，且进针浅，年老体虚邪盛者用之亦大有效益，无气血损伤之害。

四、清法

清法是清除体内热邪的一种治法。《素问·至真要大论》曰："热者寒之。"是说明热证要以清热之法治之。热有在气分和营分的不同，不论热在何部位，也不论内伤或外感，只要是里热炽盛，皆可用清法治疗。但热证还有虚热和实热之分，若用气血津液辨证，则有津伤与夹湿之别，故热证可见湿热互结、热盛伤气、热盛伤阴等三类病变。

唐·孙思邈《千金方》:"外疖痈疽,针惟令极热",宋代《圣济总录》:"肿内热气,被火夺之,随火而出。"明·高武《针灸聚英》:"火针亦行气,惟假火力,无补泻虚实之害,惟怕太深有害,余则无妨。""盖火针大开其孔穴,不塞其门,风邪从此而出。"使用毫火针,一借火力强开其门,使壅结的火毒直接外泻,治疗局部血气壅滞,火郁而毒生,出现红肿热痛等多种病证;二是毫火针温通经脉,助血气运行,血气行,则火毒随之消散;三是毫火针疗法借火助阳,通过温热的作用,使机体温煦有常,脏腑功能得以正常运转,平和阳虚外热。临床上治疗各类热证,如风湿热、痛风性关节炎、痤疮、带状疱疹、咽痛、口腔溃疡、牙龈肿痛等。

五、消法

消法包括消痰和消积两个方面,即能使肿块渐消、结石化除之治法。《素问·至真要大论》载有"坚者削之""坚者软之"之法。以消痰化结、渐消缓散的方法来达到治疗的目的。唐·孙思邈《千金方》用火针治疗外科疮疡痈疽、瘰疬痰核;高武《针灸聚英》:"破痈坚积结瘤等,皆以火针猛热可用。"毫火针疗法主要应用于浅表位置的痰结积滞,如腱鞘囊肿、痤疮、麦粒肿、腹胀等,也用于体内的子宫肌瘤、前列腺肥大等。

六、和法

和法是指一方面祛邪,一方面扶正,达到祛邪而不伤正的一种和解治法。和解之法源于金代名医成无己的《伤寒明理论》,其曰:"伤寒,邪在表者,必渍形以为汗;邪在里者,必荡涤以为利;其于不外不内,半表半里,既非发汗之所宜,又非吐下之所对,是当和解则可矣!"和法能使失和的病理变化恢复为协调,达到"疏其血气,令其调达,而致和平"的目的。对于病在半表半里或表里同病者,可以采取和法治之。毫火针通过温热的作用,疏其血气,使机体温煦有常,脏腑功能得以正常运转,令其调达,可以和解少阳、调和营卫、调和肝脾,适用于如外感表证、少阳证、消化不良、月经不调、腹痛腹泻等。

七、散法

散法是毫火针疗法特有的治法之一，是通过刺激特定穴位，开泄肌腠、逐邪外出的一种治法。《素问·阴阳应象大论》指出："其有邪者，渍形以为汗，其在皮者，汗而发之。"一般用于感受外邪的初期，或病位在肌表浅层的疾病，或人体正气将邪气向外排出趋势的疾病。取其"火郁发之"之意。毫火针疗法主要有解表、透疹、利水消肿的功效，治疗某些感染性疾病的发病超早期治疗收效非常显著，如面神经炎、眼肌麻痹、突发性耳聋、带状疱疹、痛风性关节炎等。

八、通法

通法是毫火针疗法特色治法之一，通过刺激腧穴，激发经气的传导，促进气血的循环，从而达到扶正祛邪、协调阴阳的目的。"通"有贯通的意思，指由此端至彼端，中无阻隔；"通"又有疏通的意思，指排除障碍，疏泄拥堵。经络是连结人体上下、内外各部之间的通道，正如《灵枢·海论》所言："夫十二经脉者，内属于脏腑，外络于肢节。"《灵枢·本藏》也说："经脉者，所以行血气而营阴阳，濡筋骨，利关节者也。"所以经脉、络脉、血气的运行不畅，乃至气滞血瘀就会致病。毫火针疗法以"通"为法，以"通"为用，一是鼓舞气血运行，使经脉、络脉畅通；二是祛邪扶正，温阳通脉，恢复经络"通"的功能，才能使阴阳调和，才能扶正祛邪、补虚泻实。毫火针疗法对于各种原因引起的关节疼痛、筋肌膜炎等镇痛效果立竿见影，对于顽固性疼痛如三叉神经痛、不明原因疼痛、癌性疼痛也收满意疗效。

以上"八法"是毫火针疗法在表、里、寒、热、虚、实、阴、阳八纲的理论基础上，通过实践相应产生的治疗大法，在临床上有单独运用的，也有随病情的变化而互相配合使用的。无论单用或配合使用，都要根据患者病情的千变万化，辨证施治，灵活搭配，这样才能取得更明显的疗效。

第四章　毫火针针具

毫火针疗法的施术操作必须有烧针这一环节，所以在消毒、进针、出针及针后的处理上都有其特殊的方法和要求。

一、毫火针针具的结构与规格

临床应用火针疗法治疗疾病时，医者不乐意看到火针针具的断针、弯针。传统火针针具是用特殊金属材料制作，目的是保证烧针和治疗时，材质在高温状态下不变形、不弯针、不断针、无毒副作用。毫火针是用不锈钢针刺毫针作烧针针具，无毒副作用，要达到烧针后进针多次不变形、不弯针、不断针的要求，必须有一定的规格。经过不断烧针试验，我们就选取了 0.35mm×25mm 规格不锈钢毫针替代传统火针进行临床治疗，反复烧针、进针 20 多次都不弯针，临床疗效不但没有降低，反而患者觉得进针疼痛减轻，临床治疗更易接受。

（一）毫火针针具的结构

毫火针是用"一次性使用无菌不锈钢针灸针"作烧针针具，大体上由针体和针柄构成。目前临床使用的毫火针针具，其针体由 06Cr19Ni10 或其他奥氏体不锈钢材料制成，针柄由不锈钢（管）或铜丝（管）或聚丙烯塑料制成。出厂时已采用 EO 灭菌，只允许一次性使用，用后销毁。细分其结构，共有五个部分。

针尖：指针的前端锋锐部分。针尖要端正不偏，尖中带圆，圆而不钝。

针身：指针尖与针柄之间的部分，又称针体。通常针的长短、粗细规格主要指此而言。针身要光滑挺直、上下匀称、坚韧而富有弹性。

针根：指针体与针柄连接的部分。针根要牢固平整，光滑清洁。

针柄：指施术操作时术者手握的部分，一般用金属丝（铜丝等）缠绕呈螺旋状，以便于执针。金属丝缠绕要紧密均匀不松动。针柄与针身结合牢固，长短、粗细适中，便于持针操作。

针尾：指针柄的末端，一般用金属丝（铜丝等）缠绕呈圆筒状。要求规范整洁。现在有的毫针［针柄由不锈钢（管）或聚丙烯塑料制成］是没有针尾的，但毫火针所用的针具最好有针尾，因为在烧针、进针和出针过程中，医生捏住针柄和针尾操作更稳固，不容易出现针具滑脱、滞针等情况。

（二）毫火针针具的规格

毫火针在临床使用中一般分为：单头毫火针、两头毫火针、三头毫火针、七星毫火针四种。老子《道德经》曰："道生一，一生二，二生三，三生万物。万物负阴而抱阳，冲气以为和。"意思是：道是一切事物运行的规律，独一无二的，道本身包含阴阳二气，阴阳二气相交而形成一种平衡的状态，万物在这种状态中产生。万物背阴而向阳，且在阴阳二气的互相激荡而形成新的和谐。《淮南子·天文训》解释："道始于一，一而不生，故分而为阴阳，阴阳合和而万物生。故曰：一生二，二生三，三生万物。"照《淮南子》的解释，道为无极，一为太极，二为阴阳两仪，三为阴阳合和。所以毫火针分单头、两头、三头，也是取"天人合一，阴阳调和"之意。

还有一个有趣的现代试验，让被检查者闭目，用分开一定距离的两根针的针柄接触皮肤，两点需同时接触皮肤，用力相等，如果被检查者感觉为两点时再缩小距离，直到感觉为一点时为止。在人体的不同部位测试，正常值为：指尖 2mm ～ 4mm，手背 2cm ～ 3cm，躯干 6cm ～ 7cm。这是两点辨别觉检查，是复合（大脑皮质）感觉。根据复合感觉机理，我们做毫火针多针治疗时，在躯干部 6cm 范围内，或在手背，在上肢、下肢 3cm 内，患者只会感觉到一个痛点。多头毫火针一次进针就一次痛感，大大减少传统火针多次进针的痛苦，尤其是在治疗大面积病疾如带状疱疹、湿疹等皮肤病时，这是毫火针的明显优势。

毫火针针具不同于反复使用的传统火针，它以实用性为主，一次性使用，治疗完一处患部或一个患者后就丢弃，保障了医疗安全。用不锈钢针灸针作烧针针具，既要达到烧针、进针 20 次以上不变形、不弯针、不断针，又要达到烧针易烧红、进针准、握针不烫手等，必须有一定的规格。我们经过反复的烧针进针试验及临床验证，最终选择针体直径为 0.35mm、有针尾的毫针为毫火针的针具。毫火针针具临床使用规格见表 2：

表 2　一次性使用无菌毫火针针具规格

尺寸（mm）	规格			
	单头毫火针	两头毫火针	三头毫火针	七星毫火针
针柄规格（长）	35	35	35	35
针柄规格（直径）	1	2	2	3
针柄规格（柄头）	1	2	2	3
针身（长）	25	20	10	10
针身（直径）	0.35	0.35	0.35	0.35
针身（针距）	无	1	2	2
针身（分布形状）	居中	平行	品字分布	梅花状

（三）不同规格的毫火针常用治病范围

1. 单头毫火针　只有一个针身，针身烧通红后假借火力，进针时阻力小，穿透力强，多用于治疗需要进针深度较深的腰背部、臀、髋、膝、肩、肘等关节的病变。也用于治疗进针部位较小的病变，如面部痤疮、疣、斑等。

2. 两头毫火针　临床最常使用的规格，因有两个头，针身距只有 1mm，进针时阻力较单头毫火针会偏大些，穿透力也相应减弱，一般进针时深度不会很深，临床使用安全。有时治疗进针深度较深的疾病，使用时要用些力，施术时要把握好一个度。每次进针都会留有两个小针口，创伤面明显小于传统中粗火针，且进针疼痛小，但其治疗作用相当于中粗火针的功力。用治全身各部位的疾病，主要适用于躯干、四肢腕踝以上穴位。

3. 三头毫火针　因有三个头，三点呈"品字"形分布，进针时阻力较两头毫火针明显偏大，穿透力也相应减弱，一般进针时深度较浅，临床使用安全。多用治体表、皮肤类疾病，如中等面积的色斑、白斑、扁平疣等。

4. 七星毫火针　因有七个头，七点呈"梅花"状分布，进针时阻力更大，穿透力更弱，一般进针深度浅，临床使用安全。功效等同于梅花针但多了温热作用，多用治体表、皮肤大面积病损的疾病，如带状疱疹、皮神经炎、斑秃等。

二、毫火针疗法的辅助工具

毫火针疗法的施术操作，烧针这一环节最为关键，传统火针大多使用酒精灯来烧针，而毫火针疗法为了临床更简便使用，使施术针更靠近穴位，烧针后保持针尖针身仍通红时灼刺穴位，多用止血钳夹酒精棉球烧针。所以毫火针疗法所需的辅助工具如下：

1. 医用止血钳 规格长度 140mm 或 160mm、直头或弯头、有齿或无齿均可，推荐 140mm、弯头、有齿止血钳，不用时放入止血钳筒中。

2.75% 医用酒精棉球 每日在棉球盅中放入适量医用消毒棉球，倒入 75% 医用酒精，配置 75% 医用酒精棉球，要求棉球刚好浸湿为宜，过湿过干都不好，止血钳夹起时不能有酒精滴落下来。

3. 其他 棉球盅、止血钳筒、打火机等。止血钳、止血钳筒、棉球盅每日送医院消毒供应中心消毒，有效时间为 4 小时，上下午各换一套。酒精棉球每日上下午现配，用不完者丢弃于医疗垃圾桶内。酒精及棉球按医疗用品使用和保存规范制度执行，小瓶酒精开启后 7 日内有效，无菌棉球开启后 24 小时内有效。

第五章　毫火针操作练习

毫火针操作时要求针要烧"红"、进针要"快"、灼刺穴位要"准"。为此，指力和手法练习，是毫火针技术的基本训练，是初学毫火针技术的基础，是进针顺利、减少疼痛、提高疗效的基本保证。一般进针快、手法操作自如，患者乐于接受，不熟练者，难以控制针体的方向，容易弯针，易产生进针疼痛剧烈及滞针等现象，灼刺穴位不准，患者易产生畏惧心理，影响疗效。故初学者学习毫火针疗法时，必须先练习。

一、烧针练习

"烧令通红，用方有功，若不红者，反损于人，不能去病"，所以烧针是毫火针操作的关键一环。左手持止血钳夹 75％ 酒精棉球（捏干，防酒精溢出）并点燃，右手拇、食、中指夹持 1 寸毫针从 1 支到 7 支，分别练习烧针，以握笔式持针，针尖方向指向火焰，在练习过程中，观察针体处于火焰何处，可使针体速红；同时要仔细观察烧针过程中针尖针体颜色的变化，一般针体通红并发白为温度最高，要反复练习，直到掌握为止。

二、指力练习

毫火针操作要做到在快速操作中准确刺入穴点，并深浅适中，初学者必须反复演练。可用土豆或胡萝卜等辅助材料练习。右手拇、食、中指夹持 1 寸毫针从 1 支到 7 支，不烧针，对准土豆或胡萝卜的某进针点分别练习进针，使臂、腕、指浑然一体，力量集中到拇、食、中指指端，快进快出，反复练习进针准度、深度，直到掌握为止。再将针体烧至通红，练习进针的准度及深度，进针1mm、2mm、3mm、4mm、5mm，进针不同深度时手指、腕的用力感觉。

以上练针完成后，还要在自身练针数次，可在曲池、外关、足三里等穴练习，烧针后速刺上穴，体验针感。以上多次练习掌握后，才可施术于患者。当然，这是一个基本功的练习，临床使用毫火针疗法后，还应经常按照以上方法反复练习，使操作技术更熟练。

三、操作练习

《针灸聚英》曾言："火针甚难，须有屠儿心，刽子手，方可行针。"施术者自己首先要树立不惧火针的信念，要懂得火针治疗原理，了解毫火针操作时的针感、安全性，应由有经验的医生在自己身上不同部位灼刺毫火针的体验。刚开始可以在带皮的土豆、萝卜、冬瓜上练习，后期可在带皮猪肉上练习，熟练后可在表皮上画圈做定点练习，并练习进针的准确度和深度，反复不断训练，可以增强自信心，克服对火针的恐惧感，使操作更稳、更快、更准，待真正施毫火针于患者时才能胸有成竹、不急不躁。牢记操作时烧针要红透，进针、出针要果断，收效才佳。如果自己畏惧火针，最好不要施针于他人。

毫火针疗法明显减轻了患者对火针的恐惧心理，只要多加练习，医者都能掌握临床操作要领。

第六章　毫火针的操作

一、术前准备

1. 体位的选择　毫火针治病,以灼刺或点刺为主,一般不留针,最多在病变进针处停几秒钟,施术时间不长,所以体位的选择以患者舒适自然、施术部位充分暴露、施术者方便操作即可,多以卧位或坐位为主。为了施术时的安全,叮嘱患者尤其是初次治疗的患者,如觉恐惧、疼痛或其他不适,可叫喊、握紧拳头,绝对不能逃避、躲避,以免术者将火针不小心刺到别处,造成正常部位的损伤。对于小儿或行动不便者,需家属在旁协助医生,安慰患儿,在施术过程中固定患儿体位不改变,如患者哭闹挣扎,确实不能配合,则放弃治疗。

2. 定位　毫火针进针迅速,在施术前,定好要进针的部位。进针定位的方法有:以穴位定腧,以痛定腧,以病变处定腧,以阳性反应点定腧,也可以用拇指指甲掐个"十"字,灼刺其交叉点定腧;或者消毒后先用毫针针刺定位再行毫火针治疗。

3. 施术环境　毫火针疗法要点在烧针环节,必须保证火焰的稳定,在避风处,空气流动小的环境施术最好。还需配有明亮、安静舒适的环境。

4. 消毒　治疗前必须严格消毒,包括针具消毒,医者手消毒,施术部位的消毒。

(1)针具消毒:毫火针使用的针具是一次性无菌用针,厂家已经用环氧乙烷等灭菌方法消毒,真空包装,打开包装且未用完的针4小时后丢弃不用。辅助的止血钳要求高温灭菌消毒,打开后每4小时更换;棉签、棉球均需无菌消毒。

（2）医者手消毒：每治疗一个患者前，施术者的双手应先用医用洗手液清洗干净，或用 75% 酒精棉球消毒。

（3）施术部位消毒：在选定的腧穴皮肤表面，用 75% 的酒精棉签（棉球）或 0.5% ～ 1% 的碘伏棉签常规消毒。

二、烧针操作

1. 持针方法　毫火针操作分刺手和辅手。

刺手，就是持针的手，多数医者以右手持针。因毫火针针具的针柄较短，烧针时为了避免烫手，刺手握持毫火针针具时，应尽量靠近针柄尾端。持针方式常用有三种：①一般以拇、食、中指持针柄，如握笔式；②以拇、食两指捏紧握持针柄；③以拇、中两指捏紧握持针柄。进针时运用臂力带动腕力、传达到指力，使针尖快速点刺、灼刺穴位。

辅手，就是辅助的手，配合毫火针烧针的手。辅手握持止血钳夹酒精棉球烧针，约距皮肤 10cm 左右，使烧红的针体靠近施术部位，以提高治疗效果。

2. 烧针与进针　火针操作的关键技术点在烧针，《针灸聚英》："焠针者，其灯火烧针，烧令通红，用方有功。若不红者，反损于人，不能去病""针冷治病无功，亦不入内也"。

笔者开始使用火针时，都是用酒精灯烧针，后渐觉得操作不便，因酒精灯体积较大，离施术部位较远，每每将针烧红后，进针时针体已变黑，火针温度下降，易产生针后疼痛剧烈及滞针等现象。笔者在临床中改为用止血钳夹 75% 酒精棉球，具体操作如下：75% 酒精棉球常规皮肤消毒后，左手持止血钳夹 75% 酒精棉球（捏干，防酒精溢出）并点燃，靠近要刺之部位，距针刺部位约 10cm，右手拇、食、中指夹持 1 寸毫针（规格为 0.35mm×25mm）1 ～ 7 支（持针数量因病所需而不同），以握笔式持针，针尖方向指向火焰，将针尖针体深入火的外焰烧红或烧至通白后，果断、迅速地（针体仍红时）刺入腧穴或施针的其他部位，疾入疾出，不得歪斜拖带。改用止血钳夹 75% 酒精棉球取代酒精灯，便于操作，在患者不注意的时候已经施针，减少了患者的恐惧心理；且接近进针的部位，在针体仍红时即疾刺入皮肤，既减轻疼痛、防止滞针，又提高疗效。为确保疗效，毫火针治疗要求每烧针一次只能施术一次。

毫火针进针角度以垂直进针为多。进针深度依施术部位不同，病情性质不同及体质差异而定，头面部、手足部宜浅，臀膝部稍深；皮肤病宜浅，关节病稍深；肥胖者稍深，一般进针刺入皮肤 0.1cm～0.6cm。毫火针针身短，进针较准，确保了疗效。

毫火针疗法有很强的技巧性，操作时要胆大心细，进、出针要果断，使臂、腕、指浑然一体，力量集中到拇、食、中指指端，快进快出，直入直出，不拖泥带水。贺普仁教授总结的火针进针操作的三字要领："红""准""快"。"红"是指烧针时针尖针体要烧红、烧透。针身烧通红后假借火力，进针时阻力小，穿透力强，可缩短进针时间，减少患者进针时的痛苦。且借火助阳，温度越高，热量越足，功效越大。"准"是指进针部位及深度把握要准确，定穴准、进针深度把握准是火针疗法取效的关键。"快"是指灼刺进针要快，疾入疾出。毫火针操作改用止血钳夹酒精棉球辅助烧针，将火源尽量靠近施术部位，针尖针体仍通红时就刺入皮肤，疗效更佳。

3. 留针 毫火针疗法以灼刺、点刺法为主，疾进疾出，一般不留针。临床上根据某些病变的治疗的需要，可停留片刻（3～5秒）后出针，以杀灭局部病毒、真菌、细菌，或消结散瘀、化痰核、化脓肿；也可留针5～10分钟，增强局部的针感，如治疗麻木、瘫痪、积液等症。部分疾病也可根据病情延长留针时间。

三、术后处理，施术时间及疗程

1. 术后处理 毫火针借火力施术，治疗时会有些痛感，且出针后有轻微烫伤的针孔，一般不用处理。出针后痛甚，应立即用无菌干棉球或干棉签按压针孔，可减轻疼痛，或清除渗出液。出针后局部肿起，应立即用无菌干棉球按压针孔3～5分钟。

毫火针施术后的正常反应为针后当天针孔会发红，或针孔有一小红点高出皮肤，部分患者会出现针孔发痒，这些表现是身体对毫火针治疗的一种正常反应。嘱患者不必担心，这是轻度的烧伤效应，数天后可自行消失，无需任何处理；患者针刺后未经术者指导，勿擅自涂抹药膏或贴敷膏药。当针孔瘙痒时，可用手拍，切忌搔抓。建议毫火针治疗后8小时内针孔处不要接触水，保护针孔卫生，以免污水侵入针孔，引发感染。

2. 施术时间　掌握治疗时间也是毫火针疗法取效的重要因素。《针灸聚英》:"凡下火针，须隔一日报之"，意为火针治疗须隔日治疗 1 次。临床治疗时施术频率、施术时间因病而异，也由针孔恢复情况及患者的体质而定。大多急性病治疗时，前 3 次每天治疗 1 次效果好，如带状疱疹、面神经炎急性期。以后要看病情需要，隔日 1 次如关节疼痛、头痛、带状疱疹后神经痛；隔周 1 次如白癜风等；1 月 1 次如月经不调、痛经等。

3. 疗　程　一般急性病，6 次治疗为一疗程，可每日或隔日 1 次；慢性病，10 次治疗为一疗程，可隔日或隔周 1 次。有些疾病如白癜风，白斑消除后仍需每月治疗 1 次，继续治疗 3 ～ 5 次，以巩固疗效。

第七章　毫火针刺法

在临床上，毫火针疗法治疗不同的疾病，刺法技巧亦有变化。下面就进针方法、进针深度、距离、范围、出针的快慢等方面，对毫火针刺法技巧归纳总结。

一、古法新用

《黄帝内经》中记载针刺方法的篇幅很多，内容丰富，这些方法都是先辈们根据疾病的不同部位和性质而创立的。古法在《黄帝内经》介绍时，大多只介绍适用于普通毫针针刺治疗，我们临床上发展应用于毫火针治疗，是对《黄帝内经》中记载针刺方法的发挥。毫火针在治疗时可以体现古代针刺方法的治疗原则，达到古法治疗的目的，是古法新用。

1. 焠刺　九刺之一。《灵枢·官针》："焠刺者，刺燔针则取痹也。""焠"乃"用火烧灼"之意，燔是"烧"之意，"燔针"即火针，是指用火针灼刺治疗痹证的方法。《灵枢·经筋》："焠刺者，刺寒急也。"指出此法适用于因寒所致的筋病。《灵枢·经筋》又说："治在燔针劫刺，以知为数，以痛为输。"即随其痛处取穴。"劫刺"之"劫"是"夺"的意思，指用很快的手法刺之即出，针刺的次数以见效为止。这是火针疗法最早的记载。毫火针烧针而刺，针达病所，本身就属于"焠刺"的一种。临床上我们因病之不同选用单针或多针同刺施治，是焠刺法的新应用。

2. 经刺　九刺之一。《灵枢·官针》："经刺者，刺大经之结络经分也。"是指于经脉结聚不通之处（如压痛、瘀血，硬结等）进行针刺的方法。《黄帝内经》时代古人认为"焠刺""燔针"只适用治疗"寒痹""寒急"，随着医学的发展，火针适应证扩大，毫火针"以痛为腧"的刺法属于"经刺"范畴，以消

瘀散结止痛，也可循经取穴刺之。

3. **络刺** 九刺之一。《灵枢·官针》："络刺者，刺小络之血脉也。"指浅刺皮下血络的针刺方法。临床上应用毫火针刺络放血属本法范围。

4. **分刺** 九刺之一。《灵枢·官针》："分刺者，刺分肉之间也。"即于肌肉处取穴针刺的方法。"分肉"就是肌肉之间。肌肉的痹证、痿证以及软组织损伤等，可用此法。毫火针局部点刺肌肉处，温通经络，疏导气血，直达病所，属于此法。

5. **毛刺** 九刺之一。《灵枢·官针》："毛刺者，刺浮痹皮肤也。"即是浅刺皮肤的方法。"浮痹皮肤"是指皮肤麻木或不仁或疼痛的病证。因其邪在浅表的皮毛部，所以用浮浅的刺法来治疗，如拔毛状，故称"毛刺"。毫火针浅刺治疗皮肤麻木或疼痛，正是此法的新用。

6. **齐刺** 十二刺之一。《灵枢·官针》："齐刺者，直入一，傍入二，以治寒气小深者。或曰三刺，三刺者，治痹气小深者也。"是治疗寒气稽留部位局限但病邪较深的痹证的刺法。此法直刺一针，傍入二针，因其三针齐用，也称为"三刺"。毫火针疗法的密刺法就是"齐刺"法的创新，古法发挥、新用的体现。

7. **扬刺** 十二刺之一。《灵枢·官针》："扬刺者，正内一，旁内四，而浮之，以治寒气之博大者也。"此法是正入一针，旁入四针而浅刺的方法，可治疗病邪稽留躯体面积较广而浅的痛证。毫火针散刺法，正是"扬刺法"的发挥应用。

8. **赞刺** 十二刺之一。《灵枢·官针》："赞刺者，直入直出，数发针而浅之出血，是谓治痈肿也。"此法是直入直出，多针而浅刺出血的方法，以治痈肿、丹毒等症。临床上，我们用毫火针治疗带状疱疹、痛风性关节炎、腱鞘囊肿及多种皮肤病，直入直出，多针点刺局部皮损处，再配合拔罐治疗以拔出皮损毒血，正是赞刺法的创新应用，是对《黄帝内经》赞刺法的发挥，我们称为"毫火针赞刺法"。

二、毫火针常用刺法

这是笔者在贺普仁教授总结的火针刺法的基础上，根据毫火针的施术特点、进针刺入深度、出针时间的快慢、留针与否、用针密集程度等分类归纳如下。

1. 按进针方法分类

（1）**点刺法**：点刺法是用毫火针迅速点刺施术部位的针刺方法，是最常用的毫火针进针方法。操作要点：将毫火针针尖针体烧至通红后，迅速刺入患者身体穴位或选定部位，并快速出针。主要用以缓解疼痛，治疗局部病证，也常用于治疗脏腑疾患等全身性病证。局部取穴、辨证取穴、循经取穴等，均可采用点刺法治疗。其他毫火针刺法亦是以点刺法为基础的，只是根据进针刺入深度、进出针时间的快慢、留针与否、用针密集程度和所刺部位的不同而称谓有别。

（2）**密刺法**：密刺法是用毫火针烧针后密集地刺激病灶局部的针刺方法。操作要点：将 2～5 支毫火针针尖针体烧至通红后迅速刺入患者局部病变部位，并快速出针。一般每次进针部位相隔 2～5mm，浅刺，进针深度 2～3mm。主要用以治疗皮肤病，如白癜风、湿疹、银屑病等，在局部病灶处点刺、密刺。

（3）**散刺法**：散刺法是用毫火针疏散地刺在病灶部位上的针刺方法。操作要点：将 2 支毫火针针尖针体烧至通红后，迅速刺入患者局部病变部位或穴位，并快速出针。每次进针部位相隔 20～30mm，浅刺，进针 2～3mm。此法可疏通局部气血，具有除麻、止痒、定痉、止痛之功，多用于治疗麻木、瘙痒、拘挛、疼痛诸症。

（4）**围刺法**：围刺法是用毫火针围绕病灶周围进针的针刺方法。操作要点：将 2～3 支毫火针针尖针体烧至通红后，迅速刺入患者局部病变部位边缘，围绕病灶周围进针，并快速出针。进针部位间隔约 5～15mm，进针深浅应视病灶深浅而定，一般 2～4mm。多用于治疗皮肤科、外科疾患，如臁疮、带状疱疹。

（5）**刺络法**：刺络法是用毫火针点刺体表病变部位，放出适量血液的针刺方法。操作要点：将 1～2 支毫火针针尖针体烧至通红后，迅速刺入病变部位，放出适量血液，并快速出针。进针深浅应视病灶深浅而定，一般 2～4mm。如点刺后未能放出血液，可配合拔罐治疗以拔出皮损毒血。多用于治疗带状疱疹、静脉曲张、脉管炎、丹毒等病变局部红肿者。

2. **按出针的快慢分类**

（1）**快针法：** 又称为速刺法，是快速进针后迅速出针的一种毫火针针法。操作要点：将毫火针针尖针体烧至通红后迅速刺入施术部位，并快速出针。要点是烧针要通红，进针要迅速，认穴要准，直入直出。此法是毫火针最常用的施术针法，疾进疾出，具有施术时间少、进针痛苦小等优点，这也是毫火针的优势之一。毫火针治疗要求每烧针一次只能施术一次。

（2）**慢针法：** 毫火针进针后，留针几秒至几分钟，然后出针。操作要点：将毫火针针尖针体烧至通红后，迅速刺入施术部位，根据病证需要，留针几秒至几分钟再出针。慢针法主要用于淋巴结核、肿块、囊肿等各种坏死组织和异常增生的一类疾病。

3. **按进针的深度分类**

（1）**浅刺：** 浅刺是指用毫火针点刺施术部位时，进针深度在 2～5mm，临床最常用。

（2）**深刺：** 深刺是指用毫火针点刺施术部位时，进针深度在 5～20mm，临床多用以治疗肩、膝、髋、肘关节疼痛，腰臀部病证。

（3）**皮刺：** 皮刺是指用毫火针点刺施术部位时，只浅刺皮肤，进针深度在 2mm 以内，临床多用以治疗雀斑、黄褐斑、老年斑、白癜风等病证。

三、黄石玺毫火针刺法

黄石玺主任医师在毫火针疗法方面，通过大量的临床实践，在保持针灸特色的同时，结合现代医学知识，参考前辈经验及自己的临证心得，创造了数种毫火针刺法。这些毫火针刺法，使用方便、安全，临床应用疗效确切，是毫火针疗法的应用精髓。

1. **毫火针项排刺**

从两耳垂后缘引一连线，经后项发际，连线中排列有翳风、风池、安眠、天柱、风府等穴，用毫火针点刺治疗，称"毫火针项排刺"。

操作： 将 2 支毫火针针尖针体烧至通红后迅速点刺翳风、风池、安眠、天柱、风府穴，并快速出针。进针深度 1～3mm。一般每周治疗 1 次，10 次为一疗程。急性发作可以每日治疗 1 次，连续 3 次后隔日或隔周治疗。可结合体针辨证取穴治疗。

功效：健脑益髓，温通经脉，促进后颅循环，改善后颅、颈项的血液供应，改善后脑功能。

主治病证：帕金森综合征，脑干、小脑病变，脊髓小脑变性病，椎动脉供血不足之眩晕，颈椎病椎动脉型，脑动脉硬化性痴呆，脑鸣，耳鸣等。

2. 毫火针大椎刺

用毫火针点刺大椎穴治疗，称"毫火针大椎刺"。

操作：将 2 支毫火针针尖针体烧至通红后迅速点刺大椎穴，用齐刺法，即毫火针点刺时直刺一针，傍入二针，并快速出针。进针深度约 3mm。配合大椎穴拔罐放血治疗，毫火针点刺完毕后立即在大椎穴处拔罐一个，留罐 10 分钟，如针孔有出血，起罐时要注意擦拭干净。一般每周治疗 1～2 次，10 次为一疗程。

功效：通阳活络止痛，或清热散邪。

主治病证：背凉，虚汗，哮喘，颈背疼痛；颈椎病，强直性脊柱炎，落枕；感冒发热，咽痛，咳嗽等。

3. 毫火针夹脊刺

用毫火针点刺夹脊穴治疗，称"毫火针夹脊刺"。

操作：将 2 支毫火针针尖针体烧至通红后，迅速点刺脊两侧的夹脊穴，并快速出针。进针深度约 2mm。一般每周治疗 1～2 次，10 次为一疗程。

功效：温阳，通利，散寒，止痛。

主治病证：头部疾病点刺颈 1～4 夹脊，颈椎病点刺颈 1～7 夹脊，上肢病变点刺颈 4～胸 2 夹脊，膈以上病变点刺颈 4～胸 9 夹脊，腹部病变点刺胸 5～腰 5 夹脊，腰骶部病变点刺胸 11～骶 2 夹脊，下肢病变点刺腰 2～骶 2 夹脊，盆腔病变点刺腰 1～骶 4 夹脊。

4. 毫火针脐周刺

用毫火针点刺脐周四穴治疗，称"毫火针脐周刺"。

操作：将 2 支毫火针针尖针体烧至通红后迅速点刺水分（脐上 1 寸）、阴交（脐下 1 寸）、肓俞（左、右各距脐 0.5 寸）四穴，并快速出针。进针深度约 3mm。一般每周治疗 1～2 次，10 次为一疗程。

功效：健脾固本，利水调经。

主治病证：便秘，腹泻，腹痛，宫寒，月经不调，脾肾阳虚诸证。

5. 毫火针神聪刺

用毫火针点刺四神聪四穴治疗，称"毫火针神聪刺"。

操作：将 2 支毫火针针尖针体烧至通红后，迅速点刺四神聪四穴，并快速出针。一般每周治疗 1 ～ 2 次，10 次为一疗程。进针深度约 2mm。

功效：益髓宁神，醒脑通脉。

主治病证：中风偏瘫，失眠，头痛，头晕，脑鸣健忘，痫病等。

6. 毫火针臂丛刺

用毫火针点刺臂丛穴治疗，称"毫火针臂丛刺"。臂丛穴在锁骨内 1/3 与外 2/3 交界处上 1 寸，胸锁乳突肌锁骨头后缘处，深层布有臂丛神经。

操作：将 2 支毫火针针尖针体烧至通红后迅速点刺臂丛穴，并快速出针。用齐刺法，一般每周治疗 1 ～ 2 次，10 次为一疗程。进针深度约 2mm。

功效：通经活络，养血舒筋。

主治病证：上肢瘫痪，手臂麻木等。

7. 毫火针臂中刺

用毫火针点刺臂中穴治疗，称"毫火针臂中刺"。臂中穴在腕横纹与肘横纹连线中点，两骨之间，正当正中神经及前臂掌侧皮神经处。

操作：将 2 支毫火针针尖针体烧至通红后，迅速点刺臂中穴，并快速出针。一般每周治疗 1 ～ 2 次，10 次为一疗程。进针深度约 2mm。

功效：通经活络，养血舒筋。

主治病证：正中神经损伤，上肢瘫痪，前臂神经痛，前臂麻木等。

8. 毫火针太阳刺

用毫火针点刺双侧太阳穴治疗，称"毫火针太阳刺"。

操作：将 2 支毫火针针尖针体烧至通红后迅速点刺双侧太阳穴，并快速出针。进针深度约 1mm。一般每周治疗 1 ～ 2 次，10 次为一疗程。

功效：通阳活络止痛，养眼润目。

主治病证：干眼病，头痛，面瘫，眼肌麻痹，重症肌无力眼肌型，梅杰氏综合征，结膜炎等。

四、黄石玺毫火针验方

黄石玺主任医师精于毫火针疗法的应用，在临床实践中完善了对某类疾病有突出疗效的验方，使之操作规范，简便安全，突出了毫火针疗法的优势。

1. 面瘫方

穴方组成：患侧翳风、瘈脉、完骨、阳白、牵正、地仓。

操作：将2支毫火针针尖针体烧至通红后，迅速点刺患侧翳风、瘈脉、完骨，而患侧阳白、牵正、地仓选择性取穴，进针深度约2mm。急性面神经炎的患者，前3日每日1次毫火针治疗，之后可隔日或隔周治疗1次。同时还要结合患者本身的耐受情况，做具体的调整。可配合温针灸等法治疗。

功效：借火助阳，温通经络。既能有效地促进局部炎症水肿的吸收，使压迫面神经的原因消除，一般有耳后疼痛的患者毫火针治疗1～2次后疼痛消失；又能激发经气，固护卫表，改善局部的血液循环，加强局部新陈代谢，以促进受损面神经的功能修复。在急性面神经炎的炎症高峰期（发病3日内）前毫火针为主介入治疗，不仅不会加重临床症状，还会提高临床疗效，提高治愈率，缩短病程。

2. 偏瘫方

穴方组成：健侧头针足运感区、运动区。患侧肩髃、曲池、髀关、足三里、绝骨。

操作：将2支毫火针针尖针体烧至通红后迅速点刺健侧头针足运感区、运动区，密刺法，进针深度约2mm。患侧肩髃、曲池、髀关、足三里，进针深度约3mm，绝骨进针深度约2mm。每周治疗1～2次，10次为一疗程。可配合针灸体针等法治疗。

功效：温阳通脉，醒脑开窍。主治脑源性瘫痪。

3. 头痛方

穴方组成：阿是穴（可多个）、太阳、阳上、头维、风池、支沟、绝骨、三阴交。

操作：将2支毫火针针尖针体烧至通红后迅速点刺上穴方，进针深度约2mm。并配合温针灸阿是穴（可多个）、太阳、阳上。隔日治疗1次，6次为一疗程。

功效：温阳通脉止痛，祛风散邪化瘀。毫火针点刺阿是穴，病侧太阳、阳上穴，借火力宣通阳气，直达病所，结合温针灸治疗以通脉疏利、温阳止痛。太阳穴疏窍通络止痛，阳上穴是黄石玺主任治疗头痛的经验穴，宣通助阳、通利止痛效果显著。风池为手足少阳阳维之会，平肝息风，治风之要穴；头维为足少阳、阳明、阳维之会，息风镇痉止痛；太冲，《素问·阴阳离合论》王冰注："然太冲者，肾脉与冲脉合而盛大，故曰太冲。"足厥阴经之输穴、原穴，平肝息风力强；支沟理气止痛；三阴交为足三阴之会，调理肝肾，健脾利湿，加强风池、头维、太冲息风之功；诸穴合用，共奏宣通阳气，温阳通利、理气止痛、平肝息风之功。治疗原发性头痛，枕大神经痛，颈源性头痛等以头痛为主的病证。

4. 眩晕方

穴方组成：头针足运感区、晕听区、平衡区，翳风。

操作：将2支毫火针针尖针体烧至通红后迅速点刺头针足运感区、晕听区、平衡区，用密刺法，进针深度约2mm。点刺双侧翳风穴，进针深度约2mm。每周治疗1～2次，10次为一疗程。

功效：温阳通脉，通利开窍。主治以眩晕为主的病证，如椎动脉性眩晕，前庭、小脑病变等。

5. 哮喘方

穴方组成：膻中、天突、鸠尾、气海、足三里、定喘、大椎。

操作：将2支毫火针针尖针体烧至通红后迅速点刺上穴方，进针深度2～3mm。发作期每日治疗1次，3次后可隔日治疗，10次为一疗程。间歇期每周治疗1次，10次为一疗程。

功效：宣肺降气，温阳定喘。主治支气管哮喘，呃逆等。

6. 突聋方

穴方组成：翳风、听宫、听会、头针晕听区。

操作：将2支毫火针针尖针体烧至通红后迅速点刺上穴方，进针深度2～3mm，头针晕听区用密刺法，进针深度约2mm。每日治疗1次，3次后可隔日治疗，10次为一疗程。在突发性耳聋，发病3日内，炎症高峰期前治疗效佳，明显提高治愈率，缩短病程。

功效：温阳通脉，通利开窍。主治突发性耳聋及其他以耳聋为主症的病证，耳鸣。

7. 暖宫方

穴方组成：十七椎、次髎、气海、关元、子宫、气冲。

操作：将 2 支毫火针针尖针体烧至通红后迅速点刺上穴方，进针深度约 3mm，每周治疗 1 ～ 2 次，10 次为一疗程。

功效：温阳固本，消癥散结。治疗妇女宫寒，子宫盆腔疾患；不孕不育；男子阳痿遗精，前列腺病变。

8. 膝痹方

穴方组成：内、外膝眼，阴陵泉，阳陵泉，鹤顶。

操作：将 2 支毫火针针尖针体烧至通红后迅速点刺上穴方，内、外膝眼进针深度约 5mm，阴陵泉、阳陵泉进针约 3mm，鹤顶进针 2mm。每周治疗 1 ～ 2 次，10 次为一疗程。可配合温针灸等法治疗。

功效：通利关节，温阳通脉。治疗各种原因引起的膝关节及关节周围疼痛、肿胀，包括膝骨关节病，半月板损伤，膝关节周围肌肉、组织损伤等。

第八章　毫火针的意外处理及注意事项

一、毫火针的意外情况及处理

　　毫火针疗法在烧针、进针、出针上有其独特的操作步骤，选穴、定方等有其特别的思路，对临床操作的技巧性有严格的要求，如果不熟练掌握，则会造成意外情况的发生。意外情况发生后必须马上处理，如果处理措施不当，会给患者心理造成一定的痛苦，甚至影响治疗效果。常见意外情况及处理措施如下。

　　1. 滞针

　　操作毫火针疗法，在出针时针体和所刺部位的组织粘连在一起，以致针拔不出来或出针不顺利。

　　滞针原因： ①施术者操作要领掌握不熟练，毫火针烧针时加热温度不够；或进针速度太慢，或烧针 1 次连续刺入 2、3 次以致针体冷却；施术者指力和腕力运用问题，或握针姿势不对或握针不紧，出针操作时针离手；或针刺过深而出针慢而出现滞针。②患者体位不舒适或心情紧张致使局部肌肉痉挛。

　　处理： 针对上述原因分别施以不同的处理方法。①施术者必须掌握毫火针操作要领，烧针加热时针尖针体要达通红，烧针火源离施针部位尽量近些，操作要专注，进针要果断，操作前就计算好进针方向、用力的大小及进针的深度，疾进疾出，直入直出，烧针 1 次就刺入 1 次，再次进针时必须重新烧针。②让患者选择舒适的体位，告知患者进针就一点痛，别紧张，要放松心情。

　　2. 疼痛

　　毫火针针体细小，下针快疾，一针便去，一般针刺后局部轻微灼痛，很快消失。

原因：①烧针温度不够；②刺入深度过深；③操作不熟练，动作缓慢；④出针后未及时按压处理，均可造成疼痛。

处理：①施术者必须掌握毫火针操作要领，烧针加热时针尖针体要达通红，烧针火源离施针部位尽量靠近，烧针1次就刺入1次，再次进针时必须重新烧针。②操作要专注，进针要果断，操作前就计算好进针方向、用力的大小及进针的深度，不可过深。③进针速度要快，疾进疾出，直入直出。④出针后要快速用干棉球按压针孔，以减轻疼痛。

3. 弯针、断针

毫火针针体细小，操作不当容易弯针，笔者近30年的临床使用没有出现断针现象。

弯针原因：①进针姿势不正确，操作前没有计算好进针方向，操作手进针时没有使针体、指力、腕力协调一致。②施术者进针不果断，有畏针心理。③对局部解剖了解不足，进针刺中骨骼。

处理：①纠正操作姿势，注意针尖、针体发力角度与针刺的部位尽量垂直。②施术者如畏火针，心惧而手软，就不要施针于患者。③准确掌握人体局部解剖，进针要适度。④弯针就丢弃，选择新针再次治疗。

4. 出血、血肿

毫火针治疗，刺中体表微细血管，小量出血是一种常见现象，待血色转鲜红即自止，再用干棉球轻按并擦净即可。有时毫火针被用作放血排邪的有效工具，如下肢静脉曲张，瘀血内阻，使用毫火针放血时常有暗褐色血液随出针而喷射的现象，如出血不多，不需止血，待其出尽为宜，出血过多则用干棉球按压针孔2分钟即可。毫火针点刺、深刺时，如果刺中较大血管未能及时发现及处理，血液渗至皮下或组织间隙，出现皮下或组织间肿胀、疼痛，甚则影响局部组织功能，隔日可见局部青紫等。

处理：①如不是与病情相关且非治疗需要，施术时尽量避开皮下血管。②针刺后要注意观察，如局部出现肿胀，应及时用干棉球按压针孔3～5分钟，不要揉动。若肿胀已成、当时未散者，需1～2周方可消散，一般不会留后遗症。

5. 感染

毫火针针体细小，施术后局部针孔会有良性轻度烫伤，出现局部皮肤小红点，过敏体质者针刺局部会出现小面积红肿，有轻微的瘙痒。如果病变面积大，进针操作多，也有些人会出现全身无菌性炎症反应，如轻微的恶寒发热等，均为轻度烧伤的反应，属于正常现象。如果针孔受液体污染或化学物质的刺激，进针部位发生较严重的红、肿、热、痛，或化脓，为毫火针治疗的局部感染，容易遗留瘢痕。

原因： ①夏天在手足暴露处行毫火针治疗，针孔没有保持清洁、干燥，或治疗后8小时内游泳、泡淋浴等。②局部：搔抓感染。③糖尿病患者针前皮肤消毒不严格。④针刺后擅自在针孔处外涂油膏，或贴敷膏药。⑤过敏体质者经毫火针治疗后局部针孔红肿甚，易感染。

处理： ①夏天尽量不在手足暴露处行毫火针治疗，尤其是南方湿重地区。针孔在治疗后要保持清洁、干燥，不要接触水，不要外涂贴油膏，治疗后8小时内禁游泳、泡浴等，防止污染针孔。②针孔局部轻度瘙痒、有小红肿为正常现象，嘱患者不可用手搔抓。③糖尿病患者局部消毒要严格。④感染局部用艾条温和灸治疗，或用碘伏消毒，严重者可口服抗生素治疗。⑤过敏体质者慎用毫火针。

6. 晕针

毫火针疗法经过针具及操作改良，减少了患者畏针心理，且每次施术时间短，临床使用时还没有出现过晕针现象。

原因： ①患者过度饥饿或劳累，或精神过于紧张，或畏惧毫火针者，或坐位接受针刺。②进针疼痛剧烈。③毫火针施术时选穴过多。

处理： ①做好施术前准备，消除患者紧张及畏针心理，选择卧位治疗，第1次施术穴位宜少。②晕针后应立刻搀扶患者上床仰卧位躺下，给患者喝些温开水或糖水，稍后即可恢复正常。③掌握好操作要领，尽量减少进针疼痛。④过度劳累、饥饿、畏针者暂不宜治疗。

二、注意事项及禁忌

1. 注意事项

毫火针疗法操作时需借助辅助工具烧针，是一门有轻度烫伤的外治法，为了使毫火针疗法更好地发挥其应有的作用，避免不必要的意外发生，使用时应注意以下几点：

（1）安全使用火源，酒精棉球要捏干，防止酒精溢出，这样能有效防止烧伤、烧着衣物，或引发火灾等事故发生。

（2）过度饥饿或劳累，或精神过于紧张，或畏惧火针者，慎用。

（3）刺入时不要进针过深，且要避开动脉及神经干等，勿损伤内脏和重要器官。

（4）孕妇下腰部、腹部及婴幼儿慎用。

（5）糖尿病患者抵抗力低下、易感染，慎用；瘢痕体质者或过敏体质者慎用。

（6）施术后，8 小时内应保持针孔局部清洁、干燥，忌用手搔抓，不宜用油、膏类药物外涂。24 小时内不宜游泳、泡浴。

（7）治疗后避食生冷、辛辣之品，少食虾、蟹等发物。

2. 禁忌

（1）血友病或凝血机制障碍者，禁用火针。

（2）瘢痕体质者，颜面部禁用火针。其他部位治疗必须征求患者同意。

治疗篇

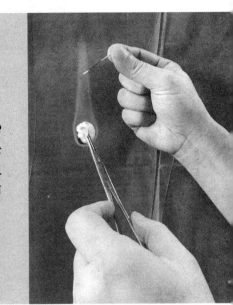

毫火针是利用热能进行针刺，兼具针刺与灸疗两种疗法于一身的针刺方法。可以借针刺之法通调经脉，借灸以温阳散寒，纳火之力行气活血，同时针孔开放宣泄祛邪，兼具补与泻两种功能。毫火针具有适应病证广泛、治疗效果显著、见效快等优势。毫火针疗法可以单独使用，还可配合其他治疗方法，如毫针、拔罐、刺血、药物等。在病种选取时，我们着力把使用毫火针疗法治疗的优势疾病挖掘出来推荐给大家。本篇将对毫火针疗法所涉及的内科、骨伤科、外科、妇科、皮肤科、五官科等病证进行阐述。

第一章　内科病证

一、中风（脑血管疾病）

（一）概述

中风是指脑血管发生病变引起的脑部疾病，其原因包括脑梗塞、脑出血、脑栓塞、蛛网膜下腔出血等，大体可分为出血性和缺血性两类。常在血压控制不佳或降压不当、情绪过激、寒冷刺激、用力过猛、暴饮暴食等诱因下发病。其发病率高、死亡率高、致残率高及复发率高，是世界上最重要的致死性疾病之一。颅脑 CT 或磁共振（MRI）可见梗死灶、出血灶、缺血灶等。

中风属中医"卒中""偏枯"范畴，因其发病急、变化快，与风"善行而数变"之势相似而得名。常因风、火、痰浊、瘀血等致病因素上扰清窍，阻滞脑络，神失所用所致。其病位在脑，涉及心、肝、脾、肾等脏腑。

（二）临床表现及辨证分型

本病发病急骤，病情变化较迅速，以猝然昏倒、不省人事，伴口角㖞斜、言语不利、半身不遂为主症。病情严重者可昏迷不醒，甚至丧失生命，存活者遗留偏瘫、言语不利、肢体麻木、手足拘急等，不同程度地丧失劳动力。病情轻者可不经昏仆，仅以口喎、半身不遂为主，兼有头痛、呕吐、眩晕等症状。中医辨证分为两型：实热证，可伴有肢体麻木或手足拘急，面红目赤，口苦咽干，尿黄便秘，舌红或绛，苔黄，脉弦滑；阴虚证，肢体软弱，偏身麻木，心烦失眠，眩晕耳鸣，舌红，苔少，脉细数。

（三）治疗

1. 处方

主穴： 健侧头针足运感区、运动区。

配穴： 偏瘫者加患侧肩髃、曲池、髀关、足三里、绝骨。实热证加合谷、太冲；阴虚证加三阴交。

2. 刺法

患者仰卧位，常规消毒皮肤，将2支毫火针针尖针体烧至通红后迅速点刺健侧头针足运感区、运动区，用密刺法，进针深度约2mm。患侧肩髃、曲池、髀关、足三里，进针深度约3mm，绝骨进针深度约2mm。配穴可配合使用普通针刺治疗，得气后留针20分钟。每周治疗2～3次，15次为一疗程。

（四）验案

张某，男，56岁，就诊时间：2017年1月12日。

主诉： 左侧半身不遂3月。

现病史： 患者3个月前出现左侧上下肢无力，行走困难。由轮椅推入诊室，无法站立，左上肢屈伸不利明显。食尚可，便秘，面红。舌红，苔黄腻；脉弦滑。查左侧肢体肌力上肢近端Ⅲ级，远端0～Ⅰ级，下肢近端Ⅱ级，远端Ⅱ级。颅脑核磁共振示右侧基底节区缺血性病灶。

西医诊断： 脑梗死恢复期。

中医诊断： 中风，中经络（实热证）。

治法： 清邪热，升清阳，温阳通脉，醒脑开窍。

取穴： 毫火针配合体针治疗。常规消毒皮肤，将2支毫火针针尖针体烧至通红后迅速点刺健侧头针足运感区、运动区，密刺法，进针深度约2mm。再用毫火针点刺左侧肩髃、曲池、髀关、足三里、绝骨。后用毫针针刺左侧肩髃、曲池、髀关、足三里、绝骨、合谷、太冲，得气后留针20分钟。每周治疗 3 次，15 次为一疗程。

3 次治疗后，患者肢体功能改善明显，左上肢远端肌力Ⅱ级，下肢Ⅱ级+。15 次治疗后，患者能缓慢行走，左上肢屈伸功能改善。两疗程治疗后，左侧肢体功能基本恢复，行走较自如，左手握物有力。

按语： 本病多因"窍闭神匿，神不导气"所致，故以毫火针点刺各穴可达到温阳通脉，醒脑开窍的功效。健侧头针足运感区、运动区，根据大脑皮质的功能定位，对相应刺激区施针，活血化瘀，醒脑开窍，毫火针点刺借火助阳，使清阳得升，改善相应区域血液循环，以促进大脑功能恢复。肩髃、曲池、髀关、足三里，分别位于上下肢关节要点，且肩髃与阳跷脉相交会，故疏经活络、通利关节的作用甚强；绝骨为八会穴之髓会，可清髓热、舒筋脉，平肝息风。毫火针点刺诸穴可借火助阳，温煦局部，推动气血，使经脉得以濡养。实践证明，毫火针治疗中风有明显效果，值得临床推广。临床上可以使用毫火针刺法替代原头针的进针刺法。

（整理：辜红炜）

二、头痛

（一）概述

头痛是临床常见的症状，指以头部疼痛为主要临床表现的病证。多见于西医的紧张性头痛、偏头痛，以及脑膜炎、高血压、脑动脉硬化、头颅外伤等疾病，常在压力过大、缺少睡眠、受凉、强光或嘈杂刺激等诱因下发病。

头痛多属中医"头风"的范畴。头为"诸阳之会""清阳之府"，五脏精华之血，六腑清阳之气，皆上注于头。叶天士《临证指南医案·头痛》邹时乘按："头痛一症，皆由清阳不升，火风乘虚上入所致。"其病因常为清阳不升，阳气不足，则内邪易生、外邪易扰，阻于脑络，发为头痛。其病位在脑，涉及肝、脾、肾等脏腑。

（二）临床表现

本病以头部疼痛为主要临床表现，头痛部位可在前额、两颞、颠顶、枕项或全头痛，头痛性质可为胀痛、跳痛、刺痛、灼痛、隐痛等。头痛易反复发作，迁延难愈，日久影响睡眠和日常生活，易陷入不好的情绪状态。对器质性病变所引起的头痛，应在针灸治疗的同时，积极诊治原发病，以免延误病情。临床根据不同的头痛部位分为阳明头痛（前额痛）、太阳头痛（后枕痛）、厥阴头痛（颠顶痛）、全头痛。

（三）治疗

1. 处方

主穴：阿是穴（可多个），太阳，阳上。

配穴：头维、风池、支沟、合谷。情绪不佳者加绝骨、三阴交、太冲。

阳上：黄石玺经验穴。太阳穴直上 1.2 寸，发际边缘。

2. 刺法

患者坐位或仰卧位，常规消毒皮肤，将 2 支毫火针针尖针体烧至通红后迅速点刺阿是穴（可多个）、太阳、阳上，进针深度约 2mm，出针后如有出血或组织液流出，用消毒干棉球擦拭干净即可。配穴用毫针，可配合温针灸阿是穴（可多个）、太阳、阳上。隔日治疗 1 次，6 次为一疗程。

（四）预后判断

毫火针温针灸联合疗法治疗原发性头痛，收效快，立竿见影，镇痛彻底，往往治疗 1～2 次头痛消除，治疗后复发率低。对明显由心因性引起的头痛疗效稍差。

（五）验案

韩某，女，32 岁，就诊时间：2018 年 3 月 5 日。

主诉：头痛 1 月余。

现病史：患者头痛 1 月，左侧头部紧箍样疼痛，服用去痛片效果不明显，多因情绪紧张引起，影响生活起居，无法正常工作，卧床休息后不缓解。

西医诊断：紧张性头痛。

中医诊断：头痛（寒凝气滞证）。

治法：温阳通络止痛。

取穴：毫火针点刺阿是穴、太阳、阳上，再取阿是穴、头维、风池、支沟、合谷采用温针灸治疗。

首次治疗后，头痛明显缓解，睡眠质量提高。守上法再治疗 2 次，患者头痛消除，随访 3 个月，头痛未复发。

按语： 由于本病病位在头部，经络气血瘀滞不通，"不通则痛"。毫火针联合温针灸疗法可达到扶阳祛邪、温阳通脉的功效。《灵枢·经脉》云："治在燔针劫刺，以知为数，以痛为输。"以毫火针点刺局部，通利枢窍、开郁散结，即刻止痛效果明显。阳上穴为经验穴，应指有动脉搏动感，通络止痛的功效甚强，加以温针灸，更加强通络止痛之功效。头维是足阳明、足少阳之会，风池是足少阳、阳维之会，振奋阳气，温阳通脉，通利疏窍。支沟为三焦经经穴，激发经气，疏利三焦，使清阳之气上行。绝骨为八会穴之髓会，脑为髓海。三阴交为足三阴经交会之处，从阴引阳。毫火针联合温针灸治疗头痛，温补、宣通阳气，开门祛邪，以致气血调达，阴阳调和，头痛之疾自除。

（整理：辜红炜）

三、面痛（三叉神经痛）

（一）概述

面痛（三叉神经痛）是常见的一种神经痛，指三叉神经分布区内出现的阵发性、发射性剧烈疼痛，是临床最典型的神经痛。好发于40岁以上的女性，常在说话、吞咽、刷牙、洗脸、冷刺激、情绪波动等诱因下发病。面痛属中医"面风痛""面颊痛"范畴，常因风邪侵袭阳明、太阳经脉，气血壅滞，经脉不通，不通则痛。其病位在面，涉及肺、大肠、胃等脏腑。

（二）临床表现

本病以面部疼痛突然发作，呈闪电样、刀割样、针刺样、烧灼样剧烈疼痛，持续数秒到数分钟，可伴有面部潮红、流泪、流涎、流涕，面部肌肉抽搐，发作次数不定，发作间歇期无症状，如同常人。

（三）治疗

1. 处方

主穴： 阿是穴、太阳、下关、颧髎、翳风。

配穴： 合谷、内庭、太冲。

2. 刺法

患者仰卧位，常规消毒皮肤，将2支1寸毫针烧红，快进快出，每穴点刺1～2次，进针深度2mm。阿是穴、太阳、下关、颧髎、翳风配合温针灸治疗。隔日治疗 1 次，10 次为一疗程。

（四）预后判断

毫火针温针灸联合疗法治疗三叉神经痛，疗效较好，止痛快，治后复发率低。

（五）验案

陈某，女，29 岁，就诊时间：2017 年 7 月 12 日。

主诉：右侧面部出现阵发性剧痛 2 月。

现病史：患者 2 个月前因"上火"，出现右侧面部疼痛，阵发性发作，约 10 秒钟自行缓解，一天发作 10 ～ 30 次，呈闪电样或烧灼样疼痛，经中西医治疗效果不佳，严重影响工作及日常生活，咽干。舌红，苔薄黄；脉弦数。

西医诊断：三叉神经痛。

中医诊断：面痛（火热壅滞证）。

取穴：毫火针点刺阿是穴、太阳、下关、颧髎、翳风（均患侧）。

针后痛减，3 次治疗后疼痛程度减轻，发作频次在 10 次 / 天以内。10 次治疗后，患者面部疼痛发作次数明显减少，疼痛程度明显减轻，生活质量明显提高。约 20 次治疗后疼痛消除，临床痊愈。

按语：本病属神经痛，以毫火针为主治疗本病，一是借助火力，推动气血，通络止痛，镇痛效果强。二是开门祛邪，给邪以出路，无论是针对火热之邪所导致的壅滞，还是寒邪所致的凝滞，毫火针都能很好地达到祛邪的效果。阿是穴、太阳、下关、颧髎、翳风为局部取穴，疏通面部经络，调和气血。合谷为手阳明大肠经原穴，"面口合谷收"，与太冲配伍而用可祛风通络，调气止痛；内庭为足阳明胃经的荥穴，配伍合谷可清阳明经风热之邪。毫火针治疗顽固性痛症的效果突出，在临床中值得提倡和推广。

（整理：辜红炜）

四、眩晕

（一）概述

"眩"是指眼花，"晕"指头晕，眩晕是以头晕目眩、视物旋转为主要表现的一种自觉症状。常见于西医学的耳石症、梅尼埃病、颈椎病、椎－基底动脉系统血管病以及贫血、高血压病、脑血管病等疾病。

眩晕属中医"头眩""掉眩""冒眩""风眩"等范畴。与忧郁恼怒、恣食厚味、劳伤过度和气血虚弱有关。有因情志不舒、气郁化火、风阳升动、肝阳上亢而发者；有因恣食肥厚、脾失健运、痰湿中阻、清阳不升而发者；有因劳伤过度、肾精亏损、不能上充于脑而发者；病后体虚、气血虚弱、脑失所养亦能发生眩晕。其病位在脑，涉及肝、脾、肾等脏腑。

（二）临床表现

本病以头晕目眩、视物旋转为主要临床表现，可伴有恶心呕吐、眼球震颤、耳鸣耳聋、汗出、面色苍白等症状。

1. 周围性眩晕 由内耳迷路或前庭部分、前庭神经颅外段（在内听道内）病变引起的眩晕为周围性眩晕，包括急性迷路炎、梅尼埃病等。其特点为：①眩晕为剧烈旋转性，持续时间短，头位或体位改变可使眩晕加重明显。②眼球震颤：眼震与眩晕发作同时存在，多为水平性或水平加旋转性眼震。通常无垂直性眼震，振幅可以改变，数小时或数日后眼震可减退或消失，向健侧注视时眼震更明显。头位诱发眼震多为疲劳性，温度诱发眼震多见于半规管麻痹。③平衡障碍：多为旋转性或上下左右摇摆性运动感，站立不稳，自发倾倒，静态直立试验多向眼震慢相方向倾倒。④自主神经症状：如恶心、呕吐、出汗及面色苍白等。⑤常伴耳鸣、听觉障碍，而无脑功能损害。

2. 中枢性眩晕 是指前庭神经核、脑干、小脑和大脑颞叶病变引起的眩晕。特点：①眩晕程度相对轻些，持续时间长，为旋转性或向一侧运动感，闭目后可减轻，与头部或体位改变无关。②眼球震颤粗大，可以为单一的垂直眼震和（或）水平、旋转型，可以长期存在而强度不变。眼震方向和病灶侧不一致，自发倾倒和静态直立试验倾倒方向不一致。③平衡障碍：表现为旋转性或向一侧运动感，站立不稳，多数眩晕和平衡障碍程度不一致。④自主神经症状不如周围性明显。⑤无半规管麻痹、听觉障碍等。⑥可伴脑功能损害，如脑神经损害、眼外肌麻痹、面舌瘫、球麻痹、肢体瘫痪、高颅压等。

（三）治疗

1. 处方

主穴：头针足运感区、晕听区、平衡区，翳风。

2. 刺法

患者仰卧位，常规消毒皮肤，将 2 支毫火针针尖针体烧至通红后迅速点刺头针足运感区、晕听区、平衡区，密刺法，进针深度约 2mm。点刺双侧翳风穴，进针深度约 2mm。每周治疗 1 ~ 2 次，10 次为一疗程。

（四）预后判断

毫火针疗法治疗眩晕，改善后颅血液循环及小脑、前庭神经功能，对眩晕有帮助。

（五）验案

李某，男，56 岁，就诊时间：2017 年 10 月 15 日。

主诉： 头晕反复发作 3 天。

现病史： 3 天前无明显诱因头晕发作，视物旋转，恶心未吐，食欲减退，无耳鸣。舌淡，苔少；脉沉细。时测血压：129/86mmHg。颈动脉超声示颈动脉狭窄。头颅 MRI 未见明显异常。

西医诊断： 颈椎病，椎动脉型。

中医诊断： 眩晕（气血两虚证）。

治法： 益气补血，通窍定眩。

取穴： 治疗以毫火针点刺双侧头针足运感区、晕听区、平衡区，翳风。

1 次治疗后眩晕有减轻，每周治疗 2 次，治疗 6 次后已无眩晕、视物旋转、恶心等，再巩固治疗 4 次。随访 3 个月未发作。

按语： 运用毫火针点刺头部特定区域，可借火助阳，温阳通脉，开窍定眩。头针足运感区、晕听区、平衡区均为头针中定眩安神的刺激区，可用于以眩晕为主的病证，如椎动脉性眩晕，前庭、小脑病变等。翳风为手少阳三焦经穴，手足少阳之会，毫火针点刺可通利脏腑气血，通窍定眩。《灵枢·卫气》曰："上虚则眩。"毫火针恰好能借助火力，温阳助阳，不仅能推动气血、温通经脉，还能温补气血，经通气足而达到定眩的效果。本病必须要注意的一点，即在针灸治疗的同时，应测血压以及相关检查，明确诊断，以免耽误病情。

（整理：辜红炜）

五、面瘫

（一）概述

面瘫，是以口、眼向一侧歪斜为主要表现的病证。多见于冬季和夏季，发病急速，以一侧面部发病为多。本病相当于西医学的面神经麻痹，最常见于贝尔麻痹。免疫力低下，局部受风或寒冷刺激，引起面神经管及其周围组织的炎症、缺血、水肿；或自主神经功能紊乱，局部营养血管痉挛，导致组织水肿，使面神经受压而出现炎症变化而发病。

面瘫，又称为"口眼㖞斜"。因劳作过度，机体正气不足，风寒或风热之邪乘虚入侵面部经络，致气血痹阻，筋肉失于约束，出现口眼歪斜。由于足太阳筋经为"目上冈"，足阳明筋经为"目下冈"，故眼睑不能闭合为足太阳和足阳明经筋功能失调所致；口颊部主要为手太阳和手、足阳明经筋所主，因此，口歪主要系该三条经筋功能失调所致。

（二）临床表现

面瘫以口眼歪斜为主要临床表现。面部表情肌瘫痪，前额皱纹消失、眼裂扩大、鼻唇沟平坦、口角下垂。部分患者初起时有耳后疼痛，还可出现患侧舌前2/3味觉减退或消失，听觉过敏等症。病程迁延日久，可因瘫痪肌肉出现萎缩，口角反牵向患侧，称之为"倒错"，眼裂变小，甚至出现面肌痉挛。

（三）治疗

1. 处方

主穴：患侧翳风、瘈脉、完骨、阳白、牵正、地仓。

配穴：风池、足三里。

2. 刺法

患者仰卧位，常规消毒皮肤，将2支毫火针针尖针体烧至通红后迅速点刺患侧翳风、瘈脉、完骨，对于患侧阳白、牵正、地仓、风池、足三里选择性取穴。进针深度约2mm。面神经炎的患者，急性期前3日每日1次毫火针治疗，之后可隔日或隔周治疗1次，10次为一疗程。同时还要结合患者本身的耐受情况，做具体的调整。可配合温针灸等法治疗。

（四）预后判断

一般有耳后疼痛的患者毫火针治疗 1 ～ 2 次后疼痛消失；在急性面神经炎的炎症高峰期（发病 3 日内）前毫火针为主介入治疗，不仅不会加重临床症状，而且会很快控制病情，使面瘫症状不进一步发展，提高临床疗效，明显提高治愈率，缩短病程。

（五）验案

董某，男，55 岁，就诊时间：2017 年 11 月 10 日。

主诉： 左侧口眼歪斜 2 天。

现病史： 患者左侧口眼歪斜 2 天。左侧面部额纹、鼻唇沟变浅，左眼睑闭合不全约 1mm，口角向右偏，左耳后乳突处轻压痛，味觉无变化，偶有耳鸣，眠差，纳可，二便调。舌淡胖，质暗，苔白厚；脉弦滑。有长期饮酒史。

西医诊断： 面神经炎。

中医诊断： 面瘫（风痰阻络证）。

治法： 祛风化痰，温阳通络。

取穴： 治疗取患侧翳风、瘈脉、完骨、阳白、牵正、地仓、风池，先用毫火针点刺，再配合温针灸治疗。

治疗 1 次后，耳后疼痛缓解，3 次后，自觉症状减轻，7 次后双侧额纹基本对称，左眼睑闭合有力，口角歪斜已不明显。12 次治疗后痊愈。

按语： 运用毫火针针刺各穴，借火助阳，温通经络。阳白、牵正、地仓为面部腧穴，可疏调局部经筋气血，活血通络。完骨为足少阳、足太阳经交会穴，阳白为足少阳、阳维脉交会穴，与近部腧穴翳风相配，祛风通络。毫火针既能有效地促进局部炎症水肿的吸收，使压迫面神经的原因消除，又能激发经气，固护卫表，改善局部的血液循环，加强局部新陈代谢，以促进受损面神经的功能修复。

（整理：辜红炜）

六、痿证（重症肌无力）

（一）概述

重症肌无力是一种神经 - 肌肉传递障碍引起的获得性自身免疫性疾病。临床特征为部分或全身的骨骼肌易于疲劳，通常在活动后加重，休息后减轻。重症肌无力属中医学"痿证"范畴。其病因复杂，不论五志、六淫、房劳、食滞等都能损伤内脏精气，导致筋脉失养而引起发病。其病理机制主要有肺热津伤、湿热浸淫、脾胃虚弱、肝肾髓枯等，往往夹痰、夹瘀、夹积等，且亦可互相传变、交叉掺杂；病位常常涉及诸脏，但总与肝、肾、肺、胃关系最为密切；病性以热证、虚证居多，虚实夹杂者亦多见。

（二）临床表现

重症肌无力患者临床显著特点是每日波动性的肌无力，于下午或傍晚劳累后加重，晨起或休息后减轻，此种波动现象称之为"晨轻暮重"。全身骨骼肌均可受累，眼外肌最常受累，常为早期症状，亦可局限于眼肌，睁眼无力，上睑下垂多为双侧，也可为单侧，眼外肌无力时眼球运动受限，常伴斜视和复视，甚或眼球固定不动，眼内肌一般不受影响，瞳孔反射多正常，称为眼肌型重症肌无力。面部及咽喉肌受累时出现表情淡漠、苦笑面容；连续咀嚼无力、饮水呛咳、吞咽困难；说话带鼻音、发音障碍等。累及胸锁乳突肌和斜方肌时则表现为颈软、抬头困难，转颈、耸肩无力。四肢肌肉受累以近端无力为重，表现为抬臂、梳头、上楼梯困难，腱反射通常不受影响，感觉正常。呼吸肌受累往往会导致不良后果，出现严重的呼吸困难时称之为"危象"。采用Ossernen改良法分为以下类型：

（1）Ⅰ型（眼肌型）病变仅眼外肌受累，临床多见，更多见于儿童。

（2）Ⅱ型（全身型）ⅡA型表现眼、面和肢体肌无力；ⅡB型全身无力并有咽喉肌无力，又称延髓性麻痹型。

（3）Ⅲ型（爆发型）突发全身无力，极易发生肌无力危象。

（4）Ⅳ型（迁缓型）病程反复2年以上，常由Ⅰ型或Ⅱ型发展而来。

（5）Ⅴ型（肌萎缩型）少数患者有肌萎缩。

本病病程迁延，其间可缓解，复发，或恶化。感冒、腹泻、激动、疲劳、月经、分娩或手术等常使病情加重，甚至出现危象，危及生命。

（三）治疗

1. 处方

主穴：百会、中脘、气海、关元、阳陵泉、足三里、三阴交。

配穴：眼肌型加太阳、阳白、攒竹、丝竹空、合谷；躯体型加肩髃、曲池、手三里、环跳、阴陵泉、太冲。

2. 刺法

先用毫火针点刺。将 2 支 1 寸毫火针烧红，点刺主穴，快进快出，进针深度 2～3mm。然后视受累肌群加减配穴，每日 1 次，3 次后每周 2 次，10 次为一疗程。可在太阳、手三里、肩髃、足三里、阳陵泉、三阴交等穴处再行温针灸治疗，每周 3 次，15 次为一疗程。

（四）预后判断

临床上眼肌型重症肌无力急性期患者如能及时使用毫火针加温针灸治疗，大多几次治疗即可明显收效。

（五）验案

杨某，男，56 岁，就诊时间：2015 年 2 月 20 日。

主诉：右眼睑下垂 2 月，左眼睑下垂半月。

现病史：患者自诉 2 个月前无明显诱因下出现右眼睑下垂，未予重视，持续数天后自行缓解，半月前出现左眼睑下垂，晨起时稍重，未予治疗，近 2 日右眼睑下垂加重并伴有复视，偶有头晕，纳呆食少，疲乏无力，面色黄暗，无吞咽困难、咀嚼无力，无发热咳嗽，无恶心呕吐等。大便质稀。舌淡，苔薄；脉沉细。新斯的明试验阳性。既往体健。

西医诊断：眼肌型重症肌无力。

中医诊断：痿证（脾胃气虚证）。

治法：补脾益气。

取穴：百会、太阳（右）、阳白（右）、攒竹（右）、丝竹空（右）、中脘、气海、足三里、三阴交、合谷。先用毫火针点刺。常规消毒后，将 2 支 1 寸毫火针烧红，点刺各穴，快进快出，进针深度 2～3mm。同时在太阳、丝竹空穴处再行温针灸治疗，每日 1 次。

3 次治疗后睁眼有力，眼睑下垂及复视有减轻。继续上法治疗，6 次后已无复视，睁眼自如，无眼睑下垂。再巩固治疗 4 次，未见反复。4 个月后随诊，未见反复。

按语：毫火针借火热之力助阳，温阳散寒，升举阳气，激发经气，点刺眼周穴位，能有效促进局部血液循环，改善眼部组织功能；配合其他穴位治疗健脾胃，升举清阳，健脾行气，培土生元。

（整理：陈晓红）

七、痿证（周围神经疾病）

（一）概述

痿证是指肢体筋脉迟缓，手足痿软无力，日久因不能随意运动而致肌肉萎缩的一种病证，以下肢不能随意运动及行走者较为多见。本证常见于西医学中多发性神经炎、周期性麻痹、运动神经元疾病、脊髓病变、重症肌无力、肌营养不良症、癔病性瘫痪和表现为软瘫的中枢神经系统感染后遗症等。其病名首见于《黄帝内经》，《素问·痿论》指出本病的主要病机是"肺热叶焦"，提出"治痿独取阳明"的基本原则。痿证病变部位在筋脉肌肉，但根于五脏虚损。一般而言，本病以热证、虚证为多，虚实夹杂者亦不少见。临证常表现为因实致虚、因虚致实和虚实错杂的复杂病机。

（二）临床表现及辨证分型

痿证的临床表现及中医分型如下：①肺热津伤：症见始发热，或热退后突然肢体软弱无力，皮肤枯燥，心烦口渴，咽干咳呛少痰，小便短赤，大便秘结，舌红苔黄，脉细数。②湿热浸淫：初期表现为四肢感觉异常，继而手足无力，大多见于下肢，肢体困重麻木，胸脘痞闷，大便黏浊，小便赤涩，舌苔黄厚腻，脉滑数而濡。③脾胃气虚：临床主要症状有四肢软弱无力，渐致缓纵不收，肌肉枯萎，瘦削伴见神疲乏力，食少便溏，面目虚浮无华，舌淡胖，脉沉细或沉弱。④肝肾亏损：症见一侧或双侧下肢感觉障碍，或感觉消失，渐致下肢痿废不用，腰脊酸软，头晕耳鸣，遗精滑泄，或月经不调，舌淡红少苔，脉沉细数。⑤瘀血阻滞：症见四肢软弱无力，或麻木不仁，筋脉抽掣，甚者萎枯不用，舌紫唇青，或舌见瘀斑，四肢脉络青涩，脉涩滞。

（三）治疗

1. 处方

主穴：头针足运感区、大椎、合谷、足三里、阳陵泉。

配穴：上肢配肩髃、曲池、后溪；下肢配环跳、髀关、解溪。肺热津伤配

·55·

少商；湿热浸淫配丰隆、曲池；脾胃气虚配中脘、气海、三阴交；肝肾亏损配蠡沟、太溪；瘀血阻滞配血海、手三里。

2. 刺法

用毫火针点刺。将 2 支 1 寸毫火针烧红，点刺各穴，快进快出，先用密刺法针足运感区，后刺大椎，再从上到下依次点刺，进针深度 2～3mm。急性发作每日 1 次，3 次后隔周 1 次，6 次为一疗程。恢复期隔周 1 次，6 次为一疗程。可在手三里、肩髃、足三里、阳陵泉、三阴交等穴处再行温针灸治疗，每周 3 次，15 次为一疗程。

（四）验案

朱某，男，21 岁，就诊时间：2014 年 7 月 3 日。

主诉：四肢进行性麻木、无力 5 月余。

现病史：患者 5 个月前因感冒发热后出现四肢无力、麻木逐渐加重。双上肢无力，双手握力减退；双下肢无力，行走蹒跚，易踩空，不能持久站立，小腿腓肠肌见肌肉萎缩，且手足麻木感加重。舌红，苔黄腻；脉弦滑。外院检查：肌电图提示神经源性肌电改变，周围神经损害可能。

西医诊断：慢性格林巴利综合征。

中医诊断：痿证（湿热浸淫证）。

治法：清热利湿，通经活络。

取穴：足运感区（双）、大椎、肩髃、曲池、后溪；环跳、足三里、丰隆、髀关、解溪。用毫火针点刺。常规皮肤消毒后，将 2 支 1 寸毫火针烧红，迅速点刺双侧足运感区，密刺法，每侧点刺 4 针，后再从上到下依次点刺各穴，进针深度 2～3mm，每周 1 次，6 次为一疗程。同时在手三里、肩髃、足三里、阳陵泉、三阴交等穴处再行温针灸治疗，每周 3 次，15 次为一疗程。治疗 1 个月后，四肢麻木明显好转，双手握力有恢复，下肢站立时间延长，走路已没有踩空现象，但仍有肢体困重。治疗 2 个月后肢体肌力恢复好，走路步态改善，麻木症状明显减轻，后巩固治疗，病情稳定。

按语：毫火针温通作用强，点刺足运感区（双）一能刺激脑皮质传导，二能改善脑部局部血液循环，加强脑组织对肢体的支配作用，配合体穴毫火针点刺可清热利湿，通经活络，改善肢体痿软无力及麻木状态。《灵枢·九针》"刺阳明出气血"，所以补益气血为治痿大法，气血充足，筋脉得养，痿证则缓。"治痿独取阳明"是强调痿证多由阳明气血亏虚、筋脉失养所致，而阳明为多气多血之经，在痿证治疗中，治疗取穴应以阳明经穴为主。

（整理：陈晓红）

八、癫痫

（一）概述

癫痫又名"羊痫风"，是一种发作性神志失常性疾病，以病程中有反复发作的神经元异常放电所致的暂时性中枢神经系统功能失常为特征。癫痫在我国患病率约5%，其病因复杂，按发病原因可分为原发性（特发性）和继发性（症状性）两类。癫痫属中医学"痫病"范畴，俗称羊痫风或羊癫风。大多由于七情失调、饮食不节、劳累过度、先天因素、脑部外伤或患他病后，引起脏腑失调、痰浊阻滞、气机逆乱、风阳内动，病机是风邪与痰瘀为患，病位在脑，和肝、脾、肾有关。正如朱丹溪所说："（痫）无非痰涎迷闷孔窍。"现代临床研究针刺对抑制癫痫发作有良好的疗效。

（二）临床表现

癫痫的特征为发作性精神恍惚，甚则突然仆倒，昏不知人，口吐涎沫，双目上视，四肢抽搐，或口中如作猪羊叫声，移时苏醒。发作表现为突然短暂的脑功能失调伴脑灰质的大量迅速放电，由于放电的部位、传播的方式和范围的不同而形成不同的发作类型，出现发作性运动、感觉、意识、精神、自主神经功能异常的一种疾病。根据发作情况主要可分为大发作、小发作、精神运动性发作和局限性发作。①大发作，又称全身性发作，半数有先兆，如头昏、精神错乱、上腹部不适、视听和嗅觉障碍。发作时（痉挛发作期），有些患者先发出尖锐叫声，后既有意识丧失而跌倒，有全身肌肉强直、呼吸停顿，头眼可偏向一侧，数秒钟后有阵挛性抽搐，抽搐逐渐加重，历时数10秒钟，阵挛期呼吸恢复，口吐白沫（如舌被咬破出现血沫）。部分患者有大小便失禁、抽搐后全身松弛或进入昏睡（昏睡期），此后意识逐渐恢复。②小发作，可短暂（2～15秒）意识障碍或丧失，而无全身痉挛现象。每日可有多次发作，有时可有节律性眨眼、低头、两眼直视、上肢抽动。③精神运动性发作，可表现为发作突然，意识模糊，有不规则及不协调动作（如吮吸、咀嚼、寻找、叫喊、奔跑、挣扎等）。患者的举动无动机、无目标、盲目而有冲动性，发作持续数小时，有时长达数天。患者对发作经过毫无记忆。④局限性发作，一般见于大脑皮层有器质性损害的患者，表现为一侧口角、手指或足趾的发作性抽动或感觉异常，可扩散至身体一侧。当发作累及身体两侧，则可表现为大发作。

（三）治疗

1. 处方

主穴：足运感区（双）、晕听区（双）、风府、大椎。

2. 刺法

患者取仰卧体位，常规消毒后将 2 支 1 寸毫火针烧红，快进快出，用密刺法点刺足运感区（双）及晕听区（双），进针深度 1～2mm，再用毫火针点刺风府、大椎，进针深度 2～3mm，发作期每日 1 次，3 次为一疗程。间歇期每周 1 次，10 次为一疗程。

（四）预后判断

癫痫病因复杂，毫火针治疗虽然能减少发作频率，但预后难判断。建议患者配合西药治疗，2 年以上时间没有发作才逐渐停药。

（五）验案

袁某，女，11 岁，就诊时间：2014 年 4 月 12 日。

现病史：（家长代诉）发作性仆倒，昏不知人，口吐涎沫病史 2 年，发作时间每月少则 1 次，多则 6 次，服用卡马西平未能控制。发作时突然跌倒，不省人事，继而斜视、口吐白沫，大约半小时后苏醒，醒后疲乏无力，精神不振。昨天又发现昏仆、抽搐发作，口吐白沫。患儿面色黄暗，音低怯。舌质淡红，苔黄白；脉弦数。

西医诊断：癫痫。

中医诊断：痫病（风痰阻窍证）。

治法：醒脑，息风，降逆。

取穴：足运感区（双）、晕听区（双）、风府、大椎。患者取仰卧体位，常规消毒后将 2 支 1 寸毫火针烧红，用密刺法快速点刺足运感区（双）、晕听区（双），进针深度 1～2mm，每日 1 次，第 3 次治疗没见发作，改每周治疗 1

次，10 次为一疗程。第 8 次复诊家长代述从初诊到现在约 40 天，未再发作，精神较前好转。继续前法每周治疗 1 次，治疗 4 个月，未再出现癫痫发作。

按语：癫痫发作以昏仆、抽搐、口吐白沫为主症，毫火针治疗以开窍醒神、息风止抽为法。毫火针点刺足运感区、晕听区，借火助阳，宣通阳气，其火热之力及点刺时的疼痛感激发脑部组织，醒脑开窍、息风止抽力强，发作时用之可即刻促醒，间歇期则助阳以扶虚，补阳以镇坠，可加强脑部组织的血液循环，有"缓则治本"之意。大椎为督脉与诸阳经交会，具有宣通阳气、平调阴阳逆乱之功；风府是督脉经穴及阳维脉交会穴，入络于脑，协调阴阳，息风醒脑。

（整理：陈晓红）

九、面肌痉挛

（一）概述

面肌痉挛是指面部肌肉不自主的阵发性的不规则抽搐，多从局部肌肉进行性推进至整个面部，常因过度疲倦、自主运动和精神压力过大等诱发，或使病情加重，甚则影响正常生活和工作。面肌痉挛属中医学"筋急""痉证""风证"等范畴，本病多由肝风内动所致；还可因风寒之邪入侵筋脉，阻滞气血运行；或人体脾胃虚弱，气血化源不足，筋脉肌肉失于濡养等内外因素而发病。本病多发于中老年人，尤以女性多见。

（二）临床表现

面肌痉挛临床上多为中年后起病，女性多于男性。最早及影响最严重者为眼轮匝肌，民间又有"左眼跳财，右眼跳灾"之称，所以一般不会引起人们的重视，经过一段时间逐渐影响到同侧面部的其他肌肉，颜面部表情肌及口轮匝肌多累及。表现为面部肌肉不随意、阵发、节律性抽搐，严重时呈痉挛或强直性发作。一般多发生于一侧，严重时扩展至整个面部，入睡后消失。情绪、劳累、精神因素等可使症状加重。

（三）治疗

1. 处方

主穴：翳风、瘈脉、完骨、神庭、阿是穴（病灶处）。

2. 刺法

将 2 支 1 寸毫火针烧红，点刺翳风、瘈脉、完骨、神庭，快进快出，进针深度 2mm。隔日 1 次，12 次为一疗程。

3. 配合其他疗法

麝香壮骨膏剪成长方形，大小合适贴痉挛处，每日 1 次，每次 3～6 小时。

（四）预后判断

急性期或轻者 1～2 次告愈。重度痉挛者部分收效或痉挛频率减轻，但疗效较慢，严重患者疗效不确定。

（五）验案

刘某，女，46 岁，就诊时间：2014 年 6 月 22 日。

主诉：左下眼睑不自主跳动 3 月。

现病史：患者 3 个月前因家庭不顺出现左下眼睑不自主跳动，时发时止，跳动时用手指按压局部可制止，每遇到情绪波动时痉挛。舌暗红，苔薄白；脉弦细。

西医诊断：面肌痉挛。

中医诊断：痉证（肝风内动证）。

治法：平肝，息风，止痉。

取穴：翳风、瘈脉、完骨、神庭。将 2 支 1 寸毫火针烧红，点刺上穴，快进快出，进针深度 2mm。针后用麝香壮骨膏剪成长方形，大小合适贴痉挛处，6 小时后取掉，清洗局部。第 2 日复诊，诉说治疗后眼睑痉挛消失。仍守上法再治疗 2 次。未再复发。3 个月后随诊，未再复发。

按语：毫火针鼓舞气血，养血息风，点刺翳风、瘈脉、完骨，为面神经出颅脑周围穴位，促进局部组织功能改善。神庭镇静、息风、解痉，配合麝香壮骨膏外贴，芳香散风止痉。

（整理：陈晓红）

十、吞咽困难

（一）概述

吞咽困难是咽喉部位的常见症状之一。西医学中发病原因较多，比如脑卒中、假性延髓麻痹、真性延髓麻痹、头颈部损伤、头颈部手术、头颈部肿瘤放化疗后、慢性阻塞性肺疾病或上消化道紊乱、肌萎缩侧索硬化症等。其中卒中是吞咽困难的首要病因。老年人因为年龄增加，影响头颈部灵活性，咽喉部生理功能和精神功能下降，也常会发生吞咽困难。吞咽困难会导致营养不良、极度消瘦、脱水、电解质紊乱等生理病变，严重者甚至因窒息或吸入性肺炎而死亡，同时吞咽困难还会产生心理障碍。

本病属中医学"中风""喑痱""喉痹""类噎膈"范畴。《金匮要略·中风历节病》中有云："邪入于脏，舌即难言，口吐涎。"故本病的基本病机为肝肾不足，水不涵木，阴阳失调，气血亏虚，精血不能上荣于舌，风火相煽，痰浊瘀血阻滞经络喉舌之窍，出现吞咽困难。病位在舌咽，与心、肝、脾、肾相关。病性本虚标实，治疗以化痰祛瘀、通利咽喉为法。

（二）临床表现及辨证分型

吞咽困难表现为不能或难以吞咽食物的一种症状，无法安全而无误吸地把食团从口运送到胃，也可出现饮水呛咳。可通过临床评估和影像学评估诊断，其中临床评估包括自评吞咽困难问卷、饮水试验和吞咽干饼干试验、标准吞咽功能评估（SSA）等，影像学评估以内窥镜和吞钡餐的 X 线检查为金标准。风痰阻络证多见头晕目眩，肢体麻木，苔白腻，脉弦滑。痰热腑实证多见口黏痰多，腹胀便秘，舌红，苔黄腻，脉弦滑大。气虚血瘀证多见肢体软弱，面色淡白，气短乏力，舌暗，苔白腻，脉细涩。阴虚风动证多见心烦失眠，眩晕耳鸣，手足拘挛，舌红，少苔，脉细数。

（三）治疗

1. 处方

主穴：舌三针、天突、风池。

配穴：风痰阻络证加中脘、丰隆，痰热腑实证加曲池、内庭、丰隆，气虚血瘀证加血海、气海，阴虚风动证加太溪。

舌三针：舌Ⅰ针（上廉泉）即廉泉上半寸，以拇指横纹压住下颌，指下即是。舌Ⅱ针即舌Ⅰ针向左旁开一指。舌Ⅲ针即舌Ⅰ针向右旁开一指。

2. 刺法

患者仰卧位，常规皮肤消毒，先取 0.35mm×25mm 毫针 2 支烧红，分别点刺舌三针、天突、风池，进针深度 2mm。每周 2 次治疗，10 次为一疗程。再配合毫针针刺治疗，取 0.30mm×40mm 毫针，舌Ⅰ针直刺 1～1.5 寸，舌Ⅱ针、舌Ⅲ针朝舌Ⅰ针斜刺 1～1.5 寸。斜刺风池，进针方向对准咽喉部上方，进针深度 0.5 寸。直刺天突 0.2 寸，然后将针尖转向下方，沿胸骨柄后缘、气管前缘向下轻轻插送，进针深度 1 寸。直刺中脘、丰隆、曲池、气海、血海，进针深度 1 寸；直刺太溪、内庭，进针深度 0.5 寸。诸穴以得气为度，留针 20 分钟。隔日 1 次，10 次为一疗程。

（四）验案

马某，男，42 岁，就诊时间：2016 年 3 月 7 日。

主诉：左侧肢体活动不利伴吞咽困难 3 月。

现病史：患者 3 个月前突发左侧肢体活动不利，无力行走，左上肢抬举困难，就诊于某西医院，行 MRI 检查提示脑干缺血灶，诊断为急性脑梗死，对症治疗后左侧肢体活动较前稍改善，仍遗留活动受限、言语謇涩、吞咽困难、饮水呛咳。查体：左上肢肌力Ⅳ级，左下肢肌力Ⅲ级。舌红，苔黄腻；脉滑。

西医诊断：脑梗死恢复期。

中医诊断：中风，中经络（痰热腑实证）。

治法：清热豁痰，行气活血，调神通络。

取穴：舌三针、天突、风池、曲池、内庭、丰隆。其中针对吞咽困难的症状以毫火针点刺配合毫针针刺治疗。先取 0.35mm×25mm 毫针 2 支烧红，分别点刺舌三针、天突、风池，再取 0.30mm×40mm 毫针针刺上诉穴位及曲池、内庭、丰隆，并在舌Ⅰ针、舌Ⅱ针加用电针，留针 20 分钟，隔日 1 次，10 次一疗程。3 个疗程后，患者自觉吞咽困难较前改善，饮水时无呛咳，且口齿较前明显清晰。

按语：毫火针具有较强的温通功效。吞咽困难的患者大多自身气血亏虚，日久痰浊瘀血阻滞于舌下经络而发为本病。对于此类患者，毫火针点刺可以起到通行气血、活血祛瘀、化痰降浊的作用，促进邪浊消散，从而达到疏通经络的目的。在选穴上以局部穴位为主，作用效力更为直接，但考虑舌三针、天突、风池皮下脂肪、肌肉较少，点刺时疼痛感强烈，所以刺激量不宜过大、点刺频率不宜过高。

舌三针为治疗吞咽困难的常用穴位，属局部选穴，舌Ⅰ针上廉泉具有和廉泉相同的功效。廉泉为任脉与阴维脉交会穴，是任脉脉气所发；而任脉循经路线直达咽喉，上行绕唇，与舌咽部疾患密切相关。故《铜人腧穴针灸图经》称廉泉为"舌本"。在《针灸大成》中对廉泉的功效做出了概括，即"主舌头下肿难言，舌根极缩不食，舌纵涎出"。因此舌三针可以疏通舌络，消散痰火，利咽生津。另外，舌三针还能直接刺激舌下神经、迷走神经和舌咽神经，刺激舌咽肌群，有效促进吞咽反射弧的恢复。天突亦为任脉腧穴，《针灸甲乙经》中记载天突主"咳上气喘，暴喑不能言，及舌下挟缝青脉，颈有大气，喉痹，咽中干，急不得息，喉中鸣"，故可以用来治疗胸中气噎、舌下急。毫火针点刺天突具有通关利窍，清利咽喉的作用，操作时应动作迅速，快进快出。风池属足少阳胆经，《针灸大成》记载本穴可治疗"中风气塞，涎上不语，昏危"，针刺风池能够通经活络，调和气血，疏风清热，振奋阳气。另外根据现代研究，风池内部有椎动、静脉通过，故针刺风池可以改善椎基底动脉及颈内动脉血液循环，开窍醒神，清利头面五官。中脘为胃之募穴，丰隆为足阳明胃经之络穴，二穴合用以调理中焦，升清降浊，祛除痰湿。曲池为手阳明大肠经合穴，内庭为足阳明胃经荥穴，均可清火泄热，配合丰隆以祛湿化痰，达到清热豁痰的功效。人体四海为髓海、气海、血海、水谷之海，《针灸资生经》中描述气海为"人之元气所生也"，故针刺气海能够生发阳气，益气强壮，配合血海养血活血，使元气充足，推动血液运行有力。太溪为足少阴肾经原穴，"五脏有疾当取之十二原"，故针刺本穴能够起到滋补肾阴的功效。

（整理：郑婉碧）

十一、癃闭

（一）概述

癃闭是指小便量少，尿液排出困难，甚则小便闭塞不通，多见于老年男性或产后妇女及腹部手术后患者，属西医学中各种原因引起的尿潴留及无尿症，例如神经性尿闭、膀胱括约肌痉挛、尿道结石、尿路肿瘤、尿道损伤、尿道狭窄、前列腺增生、脊髓炎等病所出现的尿潴留以及肾功能不全引起的少尿、无尿症。

癃闭归属于中医肾系疾病，常因外邪侵袭、饮食不节、情志内伤、瘀浊内停、体虚久病，导致膀胱气化功能失调。病位在膀胱与肾，涉及肺、脾、肝等脏腑。

（二）临床表现及辨证分型

癃闭的主要表现为小便量减少，排尿困难，甚则小便闭塞不通。小便不畅，点滴而短少，病势较缓者称为癃；小便闭塞，点滴不通，病势较急者称为闭。触叩小腹部可发现膀胱明显膨隆等水蓄膀胱证候，或查膀胱内虽无尿液却伴头晕、心悸、喘促、浮肿、恶心呕吐等症状。辨证首先分虚实，实证当辨湿热、肝郁、瘀浊，虚证当辨脾虚、肾虚。膀胱湿热证表现为小便点滴不通，或量极少而短赤灼热，小腹胀满，口苦口黏，或口渴不欲饮，或大便不畅，舌质红，苔黄腻，脉数。肝郁气滞证表现为小便不通或通而不爽，情志抑郁，或多烦善怒，胁腹胀满，舌红，苔薄黄，脉弦。瘀浊阻塞证表现为小便点滴而下，或尿细如线，甚则阻塞不通，小腹胀满疼痛，舌紫暗，或有瘀点，脉涩。脾气不升证表现为小腹坠胀，时欲小便而不得出，或量少而不畅，神疲乏力，食欲不振，气短而语声低微，舌淡，苔薄脉细。肾阳衰惫证表现为小便不通或点滴不爽，排出无力，面色㿠白，神气怯弱，畏寒肢冷，腰膝酸软，舌淡胖，苔薄白，脉沉细或弱。

（三）治疗

1. 处方

主穴：关元、中极、次髎、三阴交、阴陵泉。

配穴：膀胱湿热证加行间；肝气郁滞证加太冲；瘀浊阻塞证加膈俞；脾气不升证加足三里；肾阳衰惫证加太溪。

2. 刺法

患者先取仰卧位，常规皮肤消毒，取 0.35mm×25mm 毫针 2 支烧红，点刺关元、中极、三阴交、阴陵泉，每穴 1～2 次，进针深度 2mm。后取俯卧位，毫火针点刺次髎 1～2 次，进针深度 2～3mm。每周治疗 2 次，6 次为一疗程。再取 0.30mm×40mm 毫针针刺，直刺关元、中极、三阴交、阴陵泉、行间、太冲、足三里、太溪，进针深度 1 寸。诸穴以得气为度，留针 20 分钟。而后患者取俯卧位，取 0.30mm×40mm 毫针，直刺次髎、膈俞，进针深度 1 寸。每天 1 次，15 次为一疗程。

（四）预后判断

一般的手术后尿潴留毫火针为主治疗 1～6 次膀胱功能恢复；因脑、脊髓神经损伤及肝、肾功能影响的癃闭预后不确定。

（五）验案

王某，男，58 岁，就诊时间：2016 年 7 月 14 日。

主诉：排尿困难 1 天。

现病史：1 天前行痔疮手术后出现排尿困难，予导尿后小便排出，今日拔除尿管后不能自行排尿。膀胱超声提示残余尿量约 400mL。查体见小腹膨隆，叩诊浊音。舌暗，苔白腻；脉滑。

西医诊断：尿潴留。

中医诊断：癃闭（瘀浊闭阻证）。

治法：调理膀胱，行气通闭，祛瘀化浊。

取穴：关元、中极、三阴交、阴陵泉、次髎、膈俞。以毫火针点刺配合毫针针刺治疗。先取 0.35mm×25mm 毫针 2 支烧红，点刺关元、中极、三阴交、阴陵泉、次髎、膈俞，再以 0.30mm×40mm 毫针行普通针刺，并电针三阴交、阴陵泉。治疗 1 次后，患者可自行排出小便。

按语：癃闭辨证有虚实之分，对于脾虚、肾虚患者，毫火针点刺可以将火热通过针体直接导入人体，借助火势，温补阳气；对于湿热、瘀浊阻滞者，毫火针亦可以通过烧灼人体腠理打开经脉门户，给湿热、瘀浊之邪以出路；对于气滞患者，毫火针能够疏通经络，调理气机，从而恢复膀胱气化功能。在选穴上以局部取穴为主，加强行气通闭的作用。

小肠募穴关元、膀胱募穴中极位于下腹部，是任脉与足三阴之会，符合局部取穴的规律。毫火针通阳行气，点刺中极可清利湿热，通利水道，点刺关元可培补元气，助膀胱气化。次髎是八髎穴之一，隶属膀胱经，位于尾骶部的骶后孔中，局部取次髎以疏通膀胱经气血，通过刺激骶神经对骶髓排尿中枢产生刺激作用，调节内脏功能，改善膀胱低反应状态，促进排尿；同时还可以和下腹部腧穴关元、中极相配合，发挥前后配穴的效果。三阴交、阴陵泉均属足太阴脾经，脾经循行经过下腹部和前阴，二穴相配，健脾益气，渗湿利尿。根据不同证型选择配穴，肝经荥穴行间清泄热邪；太冲疏肝理气；膈俞乃血会，针刺可散热化血，祛瘀通塞；足三里以补益脾胃之气，以发挥升提之功；肾经原穴太溪以滋阴益肾，壮阳强腰。

（整理：郑婉碧）

十二、尿失禁

（一）概述

尿失禁可分为五种，包括充溢性尿失禁、无阻力性尿失禁、反射性尿失禁、急迫性尿失禁和压力性尿失禁。充溢性尿失禁是指由于尿路有较严重的机械性或功能性梗阻引起的尿潴留，当膀胱内压上升到一定程度并超过尿道阻力时，尿液自尿道滴出。无阻力性尿失禁是指由于尿道阻力完全丧失，膀胱内不能储存尿液，患者站立时尿液全部由尿道流出。反射性尿失禁是指由上运动神经元病变导致患者不自主的间歇排尿，排尿无感觉。急迫性尿失禁是指由逼尿肌无抑制性收缩而发生尿失禁。压力性尿失禁是指当腹压增加时即有尿液从尿道排除。

本病属中医"小便不禁"范畴，多因疲劳、忧思、病后气虚、年老肾虚，导致下元不固，膀胱失约。另外，湿热、瘀血积于膀胱或产后伤脬也可导致尿失禁。

（二）临床表现及辨证分型

尿失禁表现为清醒状态下小便不能控制而自行流出，或因咳嗽、打喷嚏、行走、直立、用力、心情急躁、激动、大笑、突受惊吓等，小便自行流出。尿常规检查一般正常。中医分型如下：肾气不固证表现为小便不禁，尿液清长，神疲怯寒，腰膝酸软，两足无力，舌质淡，苔薄，脉沉细无力。脾肺气虚证表现为尿意频急，时有尿自遗，甚则在咳嗽、谈笑时也可出现尿失禁，小腹时有坠胀，面白气短，舌淡，脉虚软无力，多属压力性尿失禁。湿热下注证表现为小便频数，排尿灼热，时有尿自遗，溲赤而臭，舌质偏红，苔黄腻，脉细滑数。下焦瘀滞证表现为小便不禁，小腹胀满隐痛，或可触及肿块，舌质暗或有紫斑，苔薄，脉涩，多见于男性前列腺增生导致充溢性尿失禁。

（三）治疗

1. 处方

主穴：气海、中极、膀胱俞、肾俞、秩边、三阴交。

配穴：肾气不固证加关元；脾肺气虚证加脾俞、肺俞；湿热下注证加行间；下焦瘀滞证加太冲。

2. 刺法

常规皮肤消毒，取 0.35mm×25mm 毫针 2 支烧红，点刺上穴，每穴 1～2 次。进针深度 3mm。并根据辨证选取配穴。每周 2 次，6 次一疗程。可配合毫针针刺治疗。

（四）验案

孙某，女，84 岁，就诊时间：2016 年 1 月 13 日。

主诉：间断小便失禁 1 月。

现病史：1 个月前开始间断出现咳嗽、打喷嚏或腹部用力时尿液自行排出，不受控制，平素乏力怕冷。尿常规未见异常。查体见形体瘦弱。舌淡，苔薄白；脉沉细。

西医诊断：压力性尿失禁。

中医诊断：尿失禁（肾气不固证）。

治法：补肾固本，以毫火针点刺配合毫针针刺治疗。

取穴：气海、中极、膀胱俞、肾俞、秩边、三阴交、关元。先取 0.35mm×25mm 毫针 2 支烧红，点刺气海、中极、膀胱俞、肾俞、秩边、三阴交、关元；再以 0.30mm×40mm 毫针常规针刺气海、中极、三阴交、关元穴，留针 20 分钟并在腹部放置灸盒。治疗 2 次后，患者诉尿液自行排出次数减少。治疗 6 次后，症状消失。

按语：尿失禁以虚证表现者在临床多见，其根本原因是气虚失于固摄，而毫火针的温热作用能够鼓舞气血，刺激肾与膀胱，使膀胱气化功能恢复；实者多因湿热瘀血阻滞，毫火针的通利作用能够疏通经脉，引热外行，消散瘀血，从而恢复膀胱贮存尿液功能。

气海益气助阳，中极和膀胱俞分别是足太阳膀胱经的募穴和背俞穴，与膀胱脏腑之气相互贯通，两穴合用属俞募配穴法，调理膀胱气机，现代研究可提高膀胱壁平滑肌的肌力，增加膀胱对尿液的约束能力。秩边为局部取穴，亦属膀胱经，可直接刺激阴部神经和盆丛神经，尤其是盆丛神经内交感神经与副交感神经，从而调整逼尿肌与膀胱括约肌功能紊乱，刺激排尿反射正常运行，激发膀胱经气，恢复其正常功能。三阴交为足三阴经交会穴，通调肝、脾、肾三脏，疏肝气，益脾气，补肾气，运行下焦，以达补气固本的功效，且肝主筋，小便失禁也是由于膀胱之经脉松弛所致。肾俞为肾脏背俞穴，能够补肾脏之亏虚。毫火针点刺上穴，借火助阳，固摄膀胱。根据不同辨证，可配合艾灸关元温补阳气，脾俞、肺俞补益肺脾，行间清热利湿，太冲行气化瘀。

（整理：郑婉碧）

十三、不寐

（一）概述

不寐是中医内科心系疾病的常见病之一，以经常不能获得正常睡眠为特征。在神经官能症、更年期综合征、慢性消化不良、贫血等疾病在发病过程中，如果出现睡眠障碍的症状时均属"不寐"范畴，可以参考本节内容治疗。

不寐多因饮食不节、情志失常、劳逸失调、病后体虚，导致心神不安，神不守舍，阳盛阴衰，阴虚不能制阳，阳盛不得入阴，阴阳失交，不能由动转静。病位在心，与肝、脾、肾密切相关。

（二）临床表现及辨证分型

不寐主要表现为睡眠总时间缩短，通常小于6小时；睡眠质量下降，即深度不够，多梦；睡眠潜伏期延长，超过30分钟才能入睡；睡眠维持障碍，即夜间觉醒次数≥2次，觉醒时间超过30分钟，或凌晨早醒。同时本病还伴随日间残留效应，例如次日感到头昏、精神不振、嗜睡、乏力等症状。轻者入睡困难，时寐时醒，醒后不能再寐，重者彻夜不寐，严重影响人们的正常工作生活。失眠每周发作至少3次，急性失眠病程小于4周，亚急性失眠病程多为4周到6个月，慢性失眠持续时间超过6个月。临床可应用多导睡眠图进行检测。

本病首先辨别虚实。虚者，多属阴血不足，心失所养，临床特点为体质瘦弱，面色无华，神疲懒言，心悸健忘。心脾两虚证表现为不易入睡，多梦易醒，心悸健忘，神疲食少，伴头晕目眩，四肢倦怠，腹胀便溏，面色少华，舌淡苔薄，脉细无力。心肾不交证表现为心烦不寐，入睡困难，心悸多梦，伴头晕耳鸣，腰膝酸软，潮热盗汗，五心烦热，咽干少津，男子遗精，女子月经不调，舌红少苔，脉细数。心胆气虚证表现为虚烦不寐，处事易惊，终日惕惕，胆怯心悸，伴气短自汗，倦怠乏力，舌淡，脉弦细。实者，多为邪热扰心，临床特点为心烦易怒，口苦咽干，便秘溲赤。肝郁化火证表现为不寐多梦，甚则彻夜不寐，急躁易怒，伴头晕头胀，目赤耳鸣，口干而苦，不思饮食，便秘溲赤，舌红苔黄，脉弦数。痰热内扰证表现为心烦不寐，胸闷脘痞，泛恶嗳气，伴口苦，头重，目眩，舌偏红，苔黄腻，脉滑数。

（三）治疗

1. 处方

主穴：内关、神门、三阴交、百会。

配穴：痰热内扰证加中脘；肝郁化火证加太冲；心脾两虚证加足三里；心胆气虚证加印堂；心肾不交证加太溪。

2. 刺法

患者仰卧位，常规皮肤消毒，取0.35mm×25mm毫针2支烧红，点刺上穴，每穴1～2次，进针深度1～2mm。每周3次，10次一疗程。可配合毫针针刺治疗。

（四）验案

连某，女，56岁，就诊时间：2016年5月11日。

主诉：间断失眠2年。

现病史：2年前因家中琐事繁多出现失眠，表现为入睡困难，多梦早醒，其后症状间断发作，自觉疲乏，时有心悸，头晕耳鸣，拒绝口服药物安眠。查体：精神欠佳，面色暗淡。舌红，少苔；脉沉细。

西医诊断：神经官能症。

中医诊断：不寐（心肾不交证）。

治法：调和阴阳，宁心安神，交通心肾。

取穴：内关、神门、三阴交、百会、太溪、中脘、关元、气海、天枢、足三里、太阳。以毫火针点刺配合毫针针刺治疗。先取0.35mm×25mm毫针2

支烧红，点刺内关、神门、三阴交、百会、太溪，再取 0.30mm×40mm 毫针针刺上穴及中脘、关元、气海、天枢、足三里、太阳，并在足三里、三阴交行温针灸，留针 20 分钟。每周 3 次，10 次一疗程。治疗一疗程后，患者诉入睡时间较前缩短，继续治疗两个疗程，患者夜寐安稳无梦。

按语： 不寐多因阳不入阴，阴不敛阳，阴阳失交而发病，所以治疗应以调和阴阳为大法，治疗首选手厥阴心包经、手少阴心经的穴位。毫火针点刺可以激发阴血，抑制邪气，使阴血充沛，并给热邪以出路，由动转静，心神安稳。另外，黄石玺主任医师受《素问·逆调论》中"胃不和则卧不安"的启发，认为不寐与脾胃不和有密切关系，故临床多配合针刺足太阴脾经、足阳明胃经及腹部腧穴。

内关为手厥阴心包经之络穴，能够沟通表里两经并治疗两经疾病，具有宁心安神的作用。神门为手少阴心经之原穴，阴经原穴亦是输穴，"所注为输"，故神门是心经原气输注、经过和留止的地方，具有调节五脏心的脏腑功能，补益心气，心气充沛，心神得养。因此，内关与神门共为治疗不寐的主穴。三阴交为足三阴经之会，联络肝、脾、肾三脏，毫火针点刺可以鼓舞气血，气血充足，神安则寐。百会位于颠顶，属督脉，入络脑，能够开窍醒脑，具有清头目宁神志的作用。印堂亦属督脉，位于头面部，属局部取穴，可安神定志。选用胃之募穴中脘能够调理脾胃肠腑之气，祛湿化痰，消食导滞，使脾胃调和，安然入睡。足三里属足阳明胃经，是合穴、胃下合穴，"合治内腑"，以此补益脾胃，固后天之本，施以毫火针以增强扶正培元的功效。太溪滋补肾阴，交通心肾。毫火针点刺诸穴，可平衡阴阳，共奏安眠之功。

（整理：郑婉碧）

十四、郁证

（一）概述

郁证是常见的情志病之一，多因情志不舒、气机郁滞所致。与五脏中肝的关系最为密切，常累及心、脾。本病发生的机制为肝失疏泄、脾失健运、心失所养，脏腑阴阳气血失调。主要见于西医学的神经衰弱、癔症、抑郁症、焦虑症、更年期综合征、甲状腺功能减退症等。

（二）临床表现及辨证分型

本病主要表现为心情抑郁、情绪不宁、胸部满闷、胁肋胀痛，或易怒喜哭，或咽中有异物感，吞之不下，吐之不出等。病情反复发作，至少持续2周以上，与情志因素密切相关。大多数患者有忧愁、焦虑、悲哀、惊恐、愤怒等情志内伤病史。郁证有六郁之分，即气郁、血郁、湿郁、痰郁、食郁、火郁。气郁、血郁、火郁与肝相关，痰郁、湿郁、食郁与脾相关，虚证与心相关。治疗以理气开郁、调畅气机为基本原则。肝气郁结证表现为精神抑郁，情绪不宁，胸部满闷，胁肋胀痛，痛无定处，脘闷嗳气，不思饮食，大便不调，苔薄腻，脉弦。气郁化火证表现为性情急躁易怒，胸胁胀满，口苦而干，或头痛，目赤，耳鸣，或嘈杂吞酸，大便秘结，舌质红，苔黄，脉弦数。痰气郁结证表现为精神抑郁，胸部闷塞，胁肋胀满，咽中如有物梗塞，吞之不下，咯之不出，苔白腻，脉弦滑。心神失养证表现为精神恍惚，心神不宁，多疑易惊，悲忧善哭，喜怒无常，或时时欠伸，或手舞足蹈，骂詈喊叫等，舌质淡，脉弦。心脾两虚证表现为多思善疑，头晕神疲，心悸胆怯，失眠健忘，纳差，面色不华，舌质淡，苔薄白，脉细。心肾阴虚证表现为情绪不宁，心悸，健忘，失眠，多梦，五心烦热，盗汗，口咽干燥，舌红少津，脉细数。

（三）治疗

1. 处方

主穴：百会、四神聪、印堂、内关、三阴交。

配穴：肝气郁结证加太冲、期门；气郁化火证加行间、内庭；痰气郁结证加天突、丰隆；心神失养证加神门、心俞；心脾两虚证加足三里；心肾阴虚证加太溪、肾俞。

2. 刺法

常规皮肤消毒，取0.35mm×25mm毫针2支烧红，点刺上穴，每穴1～2次，进针深度1～2mm。每周3次，10次一疗程。可配合毫针针刺治疗，取0.30mm×40mm毫针，向后平刺百会、四神聪，进针深度0.8寸；直刺足三里、三阴交、丰隆，进针深度1寸；直刺内关、神门、太溪、太冲、内庭、行间，进针深度0.5寸；平刺期门，进针深度0.5寸。诸穴以得气为度，留针20分钟。每周3次，10次一疗程。

（四）验案

吴某，女，63岁，就诊时间：2016年6月9日。

主诉：情绪抑郁5月。

现病史：5个月前生气后出现情绪不佳，自觉周身不适，尤以臀部及四肢发凉明显，仍需穿秋衣秋裤保暖，饮食量减少，失眠，于某西医院检查未见明显器质性病变，现未服用镇静类药物。查体：形体消瘦，四肢浅感觉正常，生理反射正常，病理反射未引出。舌淡，苔白；脉细弱。

西医诊断：焦虑抑郁状态。

中医诊断：郁证（心脾两虚证）。

治法：补益心脾，疏肝解郁，养心安神。

取穴：百会、四神聪、印堂、内关、三阴交、足三里、心俞、脾俞、太冲。以毫火针点刺配合毫针针刺。先取0.35mm×25mm毫针2支烧红，点刺百会、四神聪、印堂、内关、三阴交，再取0.30mm×40mm毫针针刺，并加用足三里、心俞、脾俞、太冲，并于三阴交、足三里行温针灸。每周3次，10次一疗程。2个疗程后，患者自觉身体不适减轻，四肢发凉症状缓解，且饮食量增加。4个疗程后，睡眠明显改善，心情好转。8个疗程后，患者自觉全身症状消失。

按语：郁证多有情志内伤病史，伤及肝、脾、心三脏，故治疗多从以上三脏论治，在选穴上以头部局部取穴配合肝经、脾经、心经经脉上穴位。毫火针点刺具有平衡阴阳及通利的作用，能够疏通经脉，调畅气机。毫火针刺激较为强烈且持久，点刺头面部腧穴能够加强镇定安神的功效。同时毫火针点刺心经腧穴还能够激发心气，使心气充足，心有所养。

百会位于颠顶，入于脑络，是治疗郁证的要穴，点刺百会以醒神开窍，升提阳气。四神聪为经外奇穴，位于头面部，属局部取穴，四神聪围绕百会，镇守四方，开窍醒神。印堂安神定志，除烦定惊。内关属手厥阴心包经络穴，联络三焦经，点刺内关具有宽胸解郁，通行三焦气血之功效。期门是足厥阴肝经之募穴，是肝脏脏腑之气汇聚之处，针刺期门能够疏肝理气。太冲为足厥阴肝经之原穴，具有清肝泻火的作用。足厥阴肝经之荥穴行间、足阳明胃经之荥穴内庭均属远端取穴，"所溜为荥"，两者为本经脉气逐渐增大之处，治疗本经脏腑病变，"荥主身热"，二穴配合，调畅气机，清泻火邪。天突为局部取穴，是任脉与阴维脉的交会处，"腧穴所在，主治所及"，故有清利咽喉的作用；足阳明胃经之络穴丰隆，通足太阴脾经，属远端配穴，具有化痰利湿之功，二者合用，疏通咽部气机，改善痰气郁结证患者梅核气症状。神门属手少阴心经原穴，心俞为脏腑心的背俞穴，都能治疗心与神志病，补益心气，安神定志；点刺心俞并放血，亦可以泻心火，平惊悸。足三里属足阳明胃经，三阴交为足三阴经之交会，两穴相合，补脾养胃，增强后天之本，安神助眠。足少阴肾经之原穴太溪、肾脏的背俞穴肾俞，均为肾经经气流注之处，针刺太溪以壮肾水，点刺肾俞以清虚火，共书滋阴泄热之效。

（整理：郑婉碧）

十五、心悸

（一）概述

心悸是指患者自觉心中悸动，惊惕不安，甚至不能自主的一种病证。它既是病名，又是心悸病的主要症状或其他系统疾病的伴随症状。多见于西医学的心律失常（心动过速、心动过缓、期前收缩、房室传导阻滞等）、贫血、心功能不全、心肌炎和神经官能症等，常由情绪刺激、疲劳、饮酒过度等因素而诱发。心悸的发生与体质虚弱、情志失调、饮食劳倦以及外感六淫等因素有关，上述诸端可致气血阴阳亏损，心失所养；或痰、饮、火、瘀痹阻心脉，扰乱心神。其病位在心，与肝、脾、肾、肺等脏腑密切相关。

（二）临床表现及辨证分型

本病以心中悸动不安为主症，临床表现为自觉心悸不宁，心搏异常，忽快忽慢，呈阵发性或持续性，可伴胸闷，心烦，失眠健忘，气短乏力，头晕等症。中老年人还可伴有心胸疼痛，甚至喘促，晕厥。本病病情轻者为惊悸，以实证居多，呈为阵发性，可自行缓解；病情较重者为怔忡，多属虚证，或虚中夹实，可兼见脏腑虚损之症。惊悸日久不愈，可发展为怔忡。心悸患者应行心电图检查，必要时做动态心电图，心脏超声检查，以及配合测血压，X线胸部拍片等检查以助于明确诊断。

心悸兼见善惊易恐，坐卧不安，不寐多梦而易惊醒，舌淡，苔薄，脉细数，为心虚胆怯；气短乏力，头晕目眩，纳呆食少，失眠多梦，舌淡，脉细弱，为心脾两虚；心烦失眠，五心烦热，盗汗，伴耳鸣腰酸，头晕目眩，舌红少津，苔少或无，脉细数，为阴虚火旺；胸闷痞满，形寒肢冷，下肢浮肿，渴不欲饮，舌淡胖，苔白滑，脉沉细而滑，为水气凌心；心痛时作，痛如针刺，唇甲青紫，舌质紫暗或有瘀斑，脉沉细或结代，为心脉瘀阻；心悸时作，胸闷烦躁，失眠多梦，口干苦，大便秘结，小便短赤，舌红，苔黄腻，脉弦滑，为痰火扰心。

（三）治疗

1. 处方

主穴： 内关、神门、膻中。

配穴： 心虚胆怯证加心俞、胆俞；心脾两虚证加心俞、脾俞；阴虚火旺证加肾俞、太溪；水气凌心证加三焦俞、水分；心脉瘀阻证加膈俞、心俞；痰火扰心加丰隆、阴陵泉。

2. 刺法

患者仰卧位，充分暴露施术部位，医者常规消毒皮肤，将 2 支 1 寸毫针（0.35mm×25mm）针体置于火的外焰燃烧，当针体的下 1/3 烧红或者发白时，迅速将针刺入内关、神门和膻中，随后立即拔出，疾入疾出，每穴点刺 1～2 次，进针深度 2mm。再根据辨证取穴，用毫火针点刺每穴 1～2 次。每周 3 次，10 次为一疗程。

（四）验案

宓某，女，48 岁，就诊时间：2015 年 10 月 14 日。

主诉： 心悸 1 月。

现病史： 1 个月前患者因与家人发生争吵出现心悸胸闷，无胸痛，于外院行心电图检查示窦性心动过速，心脏彩超未见异常。此后心悸间断发作，生气和劳累可诱发加重。现患者时有心悸胸闷，伴头晕头痛，口干口苦，无胸痛，肢体困乏，纳呆食少，失眠多梦，大便干结，小便尚可。舌红，苔黄腻；脉弦滑。查体：BP 130/78mmHg，P110 次 / 分，视诊心前区无隆起，听诊心脏未闻及明显杂音。

西医诊断： 心律失常。

中医诊断：心悸（痰火扰心证）。

治法：清热化痰，宁心安神。

取穴：内关、神门、膻中、丰隆、阴陵泉、太冲、中脘、三阴交，气海。予毫火针点刺和温针灸治疗。取毫火针 2 支，烧针后迅速点刺内关、神门、膻中、丰隆和阴陵泉。配合毫针针刺以上诸穴，并配以太冲、中脘、三阴交、气海等腧穴，双侧三阴交行温针灸治疗，留针 20 分钟。治疗后患者诉头清目明，心气通畅，不适感明显减轻。连续 3 次治疗后，心悸症状明显缓解，睡眠也得以改善。再行 4 次治疗后，心悸胸闷等不适感基本消失。

按语：毫火针温通作用强，且作用持久。本病病位在心，以毫火针点刺诸穴可达到壮心阳、益心气之效。"心澹澹而善惊恐，心悲，内关主之。"内关为心包经络穴，通于任脉，会于阴维，可补益气血，调养心神。心经原穴神门有宁心、安神、定悸的功效。膻中为局部取穴，且为八会穴之气会，故可宽胸理气解郁止痛。在临床中多以上述腧穴理气宁心安神。丰隆、阴陵泉、中脘、三阴交化痰和中安神，太冲、气海疏肝理气培元，共奏宁心化痰、宽胸解郁之功。

（整理：王文燕）

十六、感冒

（一）概述

感冒是一种最常见的呼吸系统疾病，是指感受风邪或时行病毒，邪犯卫表而导致的外感疾病，以冬春季多发。多见于西医学的普通感冒（伤风）、流行性感冒（时行感冒）和其他上呼吸道感染而表现为感冒特征的疾病等。

感冒又称"伤风""重伤风"等，中医认为是因六淫、时行之邪，侵犯肺卫，以致卫表不和，肺失宣肃而发病。其病位在肺卫，宜采用解表达邪的治疗原则。

（二）临床表现及辨证分型

本病起病较急，以卫表和鼻咽症状为主，临床表现为鼻塞、流涕、咳嗽、喷嚏、恶风或恶寒，或发热，可伴有周身酸楚不适、头痛、咽痒等症。一般来说，感冒病情轻，病程短，无明显传染性和流行性，预后良好。倘若老人，婴幼儿，体弱或时感重症者，则必须多加重视，以防传变或继发它病。检查部分患者可见白细胞总数和中性粒细胞升高或降低。有咳嗽、咳痰等呼吸系统症状者，胸部 X 线摄片可见肺纹理增粗。

恶寒重，发热轻或不发热，无汗，鼻塞声重，咳痰清稀，舌苔薄白而润，脉浮紧，为风寒感冒；微恶风寒，发热重，面赤，有汗，鼻塞浊涕，咳嗽，痰质黏稠色黄，口渴，舌苔薄黄，脉浮数，为风热感冒；头痛如裹，胸闷纳呆，泛恶，肢体酸重，舌苔薄黄而腻，脉濡数，为暑湿感冒；气短乏力，神疲体弱，口干，心烦，干咳少痰，舌红少苔，脉细数，为体虚感冒。

（三）治疗

1. 处方

主穴：大椎、风池、太阳、合谷、列缺。

配穴：风寒感冒加风门、肺俞；风热感冒加尺泽、曲池；暑湿感冒加阴陵泉、中脘；体虚感冒加足三里、气海。

2. 刺法

患者取俯卧位，充分暴露施术部位，常规消毒皮肤，将 2 支 1 寸毫针（0.35mm×25mm）针体置于火的外焰燃烧，当针体的下 1/3 烧红或者发白时，迅速将针刺入大椎穴，随后立即拔出，疾入疾出，点刺 1～2 次，进针深度 2mm。然后在大椎穴处拔罐，留罐 10 分钟。余腧穴常规针刺即可。每日 1 次，3 次为一疗程。

（四）预后判断

感冒的治疗以解除鼻塞、流涕、咽痛、头痛等症状为主，进而缩短病程，恢复机体的免疫力，减少感冒的发作频率。

（五）验案

张某，女，55 岁，就诊时间：2016 年 11 月 17 日。

主诉：鼻塞 2 天。

现病史：2 天前因受凉后出现鼻塞喷嚏，咳痰清稀，偶有头痛，恶寒无汗，无咽喉肿痛，肢体酸软无力，纳眠差，二便可。舌淡红，苔薄白；脉浮紧。查体：浅表淋巴结无肿大，两肺未闻及干湿性啰音。

西医诊断：上呼吸道感染。

中医诊断：感冒（风寒束表证）。

治法：祛风解表散寒。

取穴：大椎、风池、风门、肺俞、太阳、合谷、列缺。予毫火针点刺和大椎穴温针灸治疗。首先以毫火针 2 支点刺大椎穴，疾入疾出，点刺 2 次，深度 3mm，然后在大椎穴处拔罐，并留罐 10 分钟。后患者取俯卧位，常规针刺上穴，大椎穴加施温针灸祛风解表，留针 20 分钟。针刺治疗期间患者鼻窍即通。次日鼻塞等症已大部分减轻，再行 1 次治疗以巩固疗效。

按语：毫火针具有疏风解表、宣肺止咳、鼓舞正气的作用。督脉主一身阳气，为阳脉之海，而大椎穴既是督脉经穴，又是手足三阳经与督脉的交会处，故泻之可清泄诸阳邪热，补之可壮阳固卫安营，用本穴以调节本经和六阳经经气。毫火针点刺大椎穴损益兼用，补虚泻实，辅以拔罐更能加强刺激，以祛风散邪，疏经通络，是本病的必用穴。风池穴疏散外风，是足少阳胆经与阳维脉的交会穴，"阳维为病苦寒热"，本穴和太阳穴合用以清利头目、振奋精神。太阴、阳明互为表里，合谷和列缺相配以宣肺祛风解表。风门轻清升散，疏散风寒，为祛风要穴，肺俞肃降下行，补虚疗损，以止咳为要，两穴合用一升一降，一清一补，可祛风散邪，益气固表。

（整理：王文燕）

十七、咳嗽

（一）概述

咳嗽是肺系疾病的主要证候之一，是指肺失宣降，肺气上逆作声，咯吐痰液而言。有声无痰为"咳"，有痰无声为"嗽"，痰声并见为"咳嗽"。多见于西医学的急慢性支气管炎、慢性咽炎以及其他疾病如肺痈、肺痿、肺痨兼见咳嗽者等，常在外感、疲劳、烟酒过度、情志不遂、饮食不当和吸收烟尘、异味气体等多种诱因下发病。

咳嗽是由邪犯肺卫，肺气上逆所致，它既是一个独立的病证，又是肺系多种疾病的一个伴随症状。其病位在肺，涉及肝、脾、肾等脏腑。

（二）临床表现及辨证分型

本病发病急，以咳嗽、咳痰为主症，临床表现为咳嗽咳痰，可伴有恶寒、发热、头痛等症状。外感咳嗽，病邪尚未入里而易愈；内伤咳嗽，病邪入里较深，常呈慢性反复发作，预后一般。若后期迁延难愈，可发展为劳损。部分患者甚至累及于心，导致肺、脾、肾等脏腑亏虚，演变为肺胀。可结合病史、病情，行血常规、痰培养、胸部 X 线摄片等相关检查，以协助诊治。

咳嗽声重，咳痰色白，质稀，鼻塞流涕，形寒无汗，苔薄白，脉浮紧，为外感风寒；咳嗽咳痰，色黄质黏稠，身热头痛，汗出恶风，苔薄黄，脉浮数，为外感风热；咳嗽痰多，色白质黏稠，胸脘痞闷，体倦，舌苔白腻，脉濡滑，为痰湿蕴肺；上气咳逆阵作，引胁作痛，面赤咽干，症状随情绪波动而增减，舌红，舌苔薄黄少津，脉弦数，为肝火犯肺；干咳少痰，潮热盗汗，形体消瘦，神疲乏力，舌红少苔，脉细数，为肺阴亏虚。

（三）治疗

1. 处方

主穴：列缺、合谷、肺俞、天突、中府。

配穴：外感风寒证加风池、风门；外感风热证加大椎、曲池；痰湿蕴肺证加阴陵泉、丰隆；肝火犯肺证加行间、太冲、鱼际；肺阴亏虚证加太溪、鱼际。

2. 刺法

患者仰卧位，充分暴露施术部位，常规消毒皮肤，将 2 支 1 寸毫针（0.35mm×25mm）针体置于火的外焰燃烧，当针体的下 1/3 烧红或者发白时，迅速将针刺入天突穴，随后立即拔出，疾入疾出，点刺 1～2 次，进针深度 2mm。患者再取俯卧位，在肺俞穴处用毫火针点刺 1～2 次。余腧穴常规针刺即可。急性咳嗽每日 1 次，3 次为一疗程；慢性咳嗽每周 3 次，10 次为一疗程。

（四）预后判断

毫火针为主治疗急性咳嗽收效快，治疗慢性咳嗽收效较慢。

（五）验案

徐某，男，33 岁，就诊时间：2017 年 3 月 6 日。

主诉：咳嗽咳痰 10 天。

现病史：10 天前患者因感凉后咳嗽咳痰，痰色白，质清稀，易咯出，夜间加重，偶有头晕头痛，恶寒无汗，纳眠差，二便可。舌淡，苔薄白；脉浮。查体：双肺未闻及干湿性啰音。X 线胸片：心肺膈未见明显异常。

西医诊断：上呼吸道感染。

中医诊断：咳嗽（外感风寒证）。

治法：疏风解表，宣肺止咳。

取穴：列缺、合谷、肺俞、天突、中府、风池、风门。予毫火针点刺配合体针针刺治疗。以毫火针 2 支疾入疾出，快速点刺肺俞、天突、中府。每穴点刺 1～2 次，进针深度 2mm，并配合体针针刺列缺、合谷、风池、风门，每天治疗 1 次，治疗 3 次后夜间咳嗽和痰量均较前减少，再行上述方法治疗 5 次后患者基本痊愈。

按语：本病病位在肺，毫火针通过其持久的温热刺激可温化肺之寒邪，疏通肺之经气，强通经脉，使肺气得以正常宣发肃降，而咳喘自止。其中，天突穴疏导咽喉和肺系气血，可降气止咳，豁痰开窍。肺俞穴肃降肺气，列缺合谷原络配穴，有宣肺止咳解表之功。中府为肺之募穴。上穴均为肺系疾患常用有效穴。

后根据患者临床症状再辨证处方用穴，风池、风门位于项后上背，风邪易袭之处，可疏风散邪，为治疗内外风的要穴。

（整理：王文燕）

十八、哮喘

（一）概述

哮喘是一种常见的反复发作性疾病。哮病指呼吸急促，喉间有哮鸣音。喘证是呼吸困难，甚至张口抬肩。临床所见往往哮必兼喘，喘未必兼哮。多见于西医学的支气管哮喘、慢性喘息性支气管炎、肺炎、肺气肿、心源性哮喘等，常因外感、体虚劳倦、情绪刺激、饮食不当、吸入花粉、烟尘刺激等发病。中医认为痰饮壅塞气道，肺气宣降失职而发为哮喘。其病位在肺和肾，涉及肝、脾、心等脏腑。

（二）临床表现及辨证分型

本病以呼吸困难、急促为主症，临床表现为呼吸急促，喉间哮鸣，甚则张口抬肩，不能平卧，可伴有咳嗽咳痰，短气，口唇发绀等症状，甚者可出现呼吸困难。哮喘是反复发作性疾病，其预后与病程的长短、病邪的性质和病位的深浅等密切相关。病情严重者可出现喘息不已，张口抬肩，汗出肢冷，烦躁昏昧等喘脱危候。本病宜行血常规、胸部 X 线摄片、痰培养、肺功能、心电图等检查以协助诊治。

咳痰清稀，形寒无汗，头痛，口不渴，舌苔薄白，脉浮紧，为风寒外袭；喘逆上气，息粗，鼻扇，咳而不爽，伴形寒，身热，烦闷，口渴，舌红，苔薄黄，脉浮数，为风热犯肺；痰色黄质稠，不易咯出，胸中烦闷，或身热口渴，纳呆，便秘，舌苔黄腻，脉滑数，为痰热阻肺；喘促气短，神疲乏力，自汗畏风，动则汗出，舌淡红或有苔剥，脉细数，或软而无力，为肺气不足；气息短促，动则喘甚，呼多吸少，汗出肢冷，舌淡，脉沉细，为肾虚不纳。

（三）治疗

1. 处方

主穴：肺俞、定喘、膻中、天突、扁外穴。

配穴：风寒外袭证加风池、风门；风热犯肺证加大椎、曲池，尺泽；痰热阻肺证加曲池、丰隆；肺气不足证加气海、膏肓；肾虚不纳证加肾俞、太溪。

扁外穴：微仰头，当结喉上方，廉泉旁开 2 寸处（黄石玺经验穴）。

2. 刺法

患者仰卧位，充分暴露施术部位，常规消毒皮肤，将 2 支 1 寸毫针（0.35mm×25mm）针体置于火的外焰燃烧，当针体的下 1/3 烧红或者发白时，迅速将针刺膻中、天突、扁外穴，随后立即拔出，疾入疾出，每穴点刺 1～2 次，进针深度 2mm。患者再取俯卧位，在肺俞和定喘穴处用毫火针点刺 1～2 次后拔罐，留罐 10 分钟。余腧穴常规针刺即可。发作期每日治疗 1 次，3 次后可隔日治疗。10 次为一疗程；间歇期每周治疗 1 次，10 次为一疗程。

（四）验案

尤某，男，46 岁，就诊时间：2017 年 11 月 8 日。

主诉：喘憋反复发作 5 年，加重 3 天。

现病史：5 年前无明显诱因出现喘憋，气短，后规律口服西药以解痉平喘，仍间断发作，每遇天气变化和劳累可诱发。3 天前因吹风后喘憋加重，呼吸不畅，特来我科就诊。现胸闷喘憋，气短，喉间哮鸣，痰不多，乏力，怕风，不能平卧，纳可，眠差，二便调。舌红，苔白；脉弦细数。查体：双肺散在哮鸣音。

西医诊断：支气管哮喘。

中医诊断：哮喘（肺气不足证）。

治法：补益肺气，止哮定喘。

取穴：定喘、肺俞、膏肓、扁外穴、天突、膻中、气海。予毫火针点刺治疗。以毫火针2支烧红后快速点刺定喘、肺俞、膏肓、扁外穴、天突、膻中、气海等穴，每日1次。经治疗2次后患者自觉咳嗽咳痰减轻，呼吸也较前通畅。第7次治疗后症状明显缓解。再继续治疗3次后已无胸闷喘息及咳嗽。

按语：本病病位主要在肺，因肺之宣肃功能失常而发病。毫火针疗法一方面具有"损益兼用""补虚泻实"的双重作用，另一方面又具温通之效，可激发机体的免疫调节功能，调动气血，无论虚实证候均可适用。肺俞和定喘宣肺平喘，化痰止咳。气会膻中，合用天突以开胸顺气，化痰定喘镇咳，肃降肺肾逆气。加用黄石玺经验穴扁外穴加强宣肺平喘、解喉顺气之功，此穴治疗哮喘有特效。气海和膏肓并用，可补益肺气。

（整理：王文燕）

十九、呃逆

（一）概述

呃逆是指胃气上逆动膈，以气逆上冲，喉间呃呃连声，声短而频，难以自制为主要表现的病证。相当于西医学的单纯性膈肌痉挛、以及其他疾病如胃肠神经官能症、胃炎、胃扩张、肝硬化晚期和胸腹手术后等所引起的膈肌痉挛之呃逆。多与受凉、饮食不节、七情内伤、素体虚弱等因素有关。中医认为呃逆为胃失和降，肋间气机不利，胃气上逆动膈所致。其病位在膈，病变的关键脏腑在胃，还与肝、脾、肺、肾等脏腑相关。

（二）临床表现

本病以气逆上冲，喉间呃呃连声，声短而频，不能自止为主症，常伴有胸膈痞闷，胃脘不适，情绪不宁等症状。本病预后差别较大，轻者常偶然发作，预后良好；严重者，可表现为呃声低微，气不得续，饮食不进，属胃气将绝，元气欲脱之危候。单纯性膈肌痉挛无需理化检查，其他疾病需行相应检查以明确诊断。

（三）治疗

1. 处方

主穴：天突、内关、中脘、膈俞。

2. 刺法

患者仰卧位，充分暴露施术部位，常规消毒皮肤，将2支1寸毫针（0.35mm×25mm）针体置于火的外焰燃烧，当针体的下1/3烧红或者发白时，迅速将针刺入天突、内关、中脘，随后立即拔出，疾入疾出，点刺1～2次。患者再取俯卧位，以同样的方法在膈俞穴处用毫火针点刺1～2次治疗，进针深度2mm。每日1次，6次为一疗程。

（四）预后判断

呃逆轻症、急症，发病时间短的收效快，疗效确定，往往1次治疗呃逆立止；发病时间长或重症者收效也不错，但治疗要按疗程。

（五）验案

张某，男，80岁，就诊时间：2018年7月17日。

主诉：呃逆反复发作1年，加重3天。

现病史：1年前患者因脑出血后出现呃逆，呈持续发作，遂就诊于当地医院，经胃镜检查未见异常，予西药（具体不详）口服和针灸治疗后缓解。此后呃逆反复发作，经针灸治疗后均有所减轻。3天前无明显诱因呃逆加重，持续发作，严重影响生活，故来就诊。现患者呃逆频作，昼夜不止，呃声低微，肢体消瘦，身形倦怠，畏寒，纳眠差，大便稀，小便频。舌淡，苔白；脉细弱。查体：腹软，无压痛及反跳痛，肠鸣音正常。

西医诊断：膈肌痉挛。

中医诊断：呃逆（脾胃阳虚证）。

治法：温补脾胃止呃。

取穴：膈俞、天突、中脘、关元、内关。予毫火针点刺和温针灸治疗。以烧红的毫火针2支迅速点刺膈俞，后仰卧位点刺天突、中脘、关元、内关穴，施针前嘱患者大吸一口气，憋住气不呼出来，毫火针点刺完后才呼气，针完患者呃逆立止。然后在神阙穴置艾盒灸 20 分钟。次日来诊，患者无呃逆现象，巩固治疗 1 次，操作同上。3 个月后随访呃逆未再发作。

按语： 本病病位在膈肌，是由各种病因导致的膈肌痉挛所致。治疗以缓解膈肌痉挛，理气和胃、降逆止呃为法，毫火针治疗，进针时有较强的疼痛感，能有效转移患者注意力，配合穴位点刺运行气血，解痉止挛，对本病，尤其是急性呃逆的临床疗效非常显著。

膈俞、天突为局部取穴，具有利膈止呃、利咽止呃和理气降逆止呃的功效。内关、中脘为降逆要穴，调畅胃腑气机，以上诸穴合用可宽胸利膈，和胃降逆。治疗时嘱患者大吸一口气，憋住气不呼出来，是让膈肌充分扩张，以缓解膈肌痉挛，如果能坚持憋气不呼出来 30 ～ 50 秒钟，收效更佳。

（整理：王文燕）

二十、胃痛

（一）概述

胃痛，又称胃脘痛，是以上腹胃脘反复性发作性疼痛为主要特征的一种症状。各种原因导致胃黏膜受刺激、受损或胃平滑肌痉挛，就会出现上腹部的疼痛。多见于西医学的急慢性胃炎、消化性溃疡、胃肠神经官能症、胃黏膜脱垂等疾病。

（二）临床表现

急性胃炎起病较急，疼痛剧烈。慢性胃炎起病较慢，疼痛隐隐。溃疡病疼痛有节律性。胃溃疡疼痛多在食后半至一小时出现，病位多在剑突下或稍偏左侧。十二指肠溃疡疼痛多在食后三小时发作，痛位多在上腹部偏右处，进食后可暂时缓解。胃神经官能症多在精神受刺激时发病，痛连胸胁，无固定痛点。慢性胃炎和溃疡病有出血倾向。中医认为，胃痛的发生，主要因外邪犯胃、饮食伤胃、情志不畅和脾胃素虚等，导致胃气郁滞，胃失和降，不通则痛。胃痛早期由外邪、饮食、情志所伤者，多为实证；后期常为脾胃虚弱，但往往虚实夹杂，如脾胃虚弱夹湿、夹瘀等。

（三）治疗

1. 处方

主穴： 中脘、上脘、下脘；气海、天枢（双）、足三里（双）、内关（双）。

配穴： 寒邪犯胃加胃俞；肝气犯胃加太冲；气滞血瘀加膻中、膈俞；脾胃虚寒加脾俞；胃阴不足加胃俞、三阴交。

2. 刺法

患者取仰卧位，常规消毒皮肤，将 2 支 1 寸毫针烧红，快进快出，点刺中脘、上脘、下脘，每穴点刺 1～2 次，进针深度 3mm。毫火针点刺后配合体针治疗，不同证型选取配穴，平补平泻手法，留针 20 分钟，并酌情配合温针灸治疗。开始每天治疗 1 次，3 天后隔天治疗 1 次，6 次为一疗程。

（四）预后判断

对治疗急性胃脘痛（胃痉挛、胃肠神经官能症）收效快，往往点刺后立即见效。

（五）验案

张某，女，29 岁，就诊时间：2013 年 12 月 9 日。

主诉： 胃部疼痛 2 周。

现病史： 2 周前因与人争吵，后出现胃脘部疼痛，恶心反胃，偶有反酸嗳气，腹胀，眠差，入睡困难，食欲欠佳，小便可，大便秘结。舌红，边尖红，苔薄黄；脉弦。经外院检查，诊断为胃肠神经官能症。

西医诊断： 胃肠神经官能症。

中医诊断： 胃痛（肝气犯胃证）。

治法： 疏肝解郁，缓急止痛。

取穴： 中脘、下脘、气海、天枢（双）、足三里（双）、内关（双）、太冲（双）穴，常规消毒皮肤，将 2 支 1 寸毫针烧红，快进快出点刺，每穴点刺 2 次，进针深度 3mm。针后胃脘疼痛立减，次日二诊，诉胃痛症状已基本缓解，其他症状好转，仍守上法治疗；三诊治疗后，诉胃痛等症消失，临床痊愈。

按语： "老十针"是金针王乐亭教授由多年治疗胃肠病的临床经验中总结出的针灸处方，以"治其本，以胃为先"作为主要依据。老十针功能为调中健脾、理气和血、升清降浊、调理肠胃。中脘为六腑之会，胃之募穴，可消化水谷，温通腑气，升清降浊；足三里为足阳明胃经之合穴，补可健脾和胃、益气升清，泻可降逆化浊、通调肠腑；上脘、中脘、下脘统称三脘，三脘配合可调理胃腑受纳、腐熟和吸收水谷之力；气海可生发元气以助运化；天枢为大肠募穴，可消导积滞，调益脾气；内关可调理三焦气机，宁神和胃，宽胸理气。以毫火针温热之功，加大对穴位刺激，使患者针感更强烈、迅速、持久，增强温通经络、行气活血、通调脏腑、理气止痛之效。

（整理：杜月辰）

二十一、腹痛

（一）概述

腹痛是指胃脘以下、耻骨毛际以上部位发生疼痛为主症的病证。腹痛为临床上极为常见的一个症状，内科腹痛常见于西医学的肠易激综合征、消化不良、胃肠痉挛、不完全性肠梗阻、肠粘连、肠系膜和腹膜病变、泌尿系结石、急慢性胰腺炎、肠道寄生虫等。腹部内有肝、胆、脾、胃、肾、大小肠、膀胱等脏腑，体表为足阳明、足少阳、足三阴经、冲、任、带脉所过，若外邪侵袭，或内有所伤，以致上述经脉气血受阻不通，或气血不足以温养脏腑，均能导致腹痛。腹痛多见于内、妇、外科等疾病，尤以消化系统和妇科病更为常见。

（二）临床表现

腹痛病位在腹，多为寒、湿、暑、热之邪侵入腹中，引起脾胃运化功能失调，邪滞于中，气机阻滞，不通则痛。腹痛多可分为急性腹痛、慢性腹痛。发病急骤，痛势剧烈，伴发症状明显为急症，多属实证。病程较长，腹痛缠绵，多属慢性腹痛，属虚症或虚实夹杂。

（三）治疗

1. 处方

主穴：天枢（双）、中脘、大横（双）、气海、足三里（双）、阴陵泉（双）、太冲（双）。

2. 刺法

患者取仰卧位，常规消毒皮肤，将2支1寸毫针烧红，快进快出，点刺中脘、天枢、大横、气海，每穴点刺1～2次，进针深度3mm。毫火针点刺后配合体针治疗，平补平泻手法，留针 20 分钟，并酌情配合温针灸治疗。开始每天治疗 1 次，3 天后隔天治疗 1 次，6 次为一疗程。

（四）预后判断

毫火针为主治疗腹痛收效快，对功能性腹痛、肠痉挛等一两次治疗即缓解。

（五）验案

王某，女，43 岁，就诊时间：2013 年 6 月 12 日。

主诉： 腹痛 1 周。

现病史： 患者 1 周前因过食生冷出现腹痛，伴腹泻 3 天，自行服用中成药后症状稍有好转。脐周腹部隐隐作痛，自觉腹冷，喜温喜按，伴有恶心，全身乏力，纳差，大便日 2 次，质稀，小便清长。舌质淡，苔白；脉细。

西医诊断： 消化不良性腹痛。

中医诊断： 腹痛（寒凝气滞证）。

治法： 温里散寒，理气止痛。

取穴： 中脘、气海、天枢（双）、阴陵泉（双）、足三里（双）、太冲（双）穴，常规消毒皮肤，将 2 支 1 寸毫针烧红，快进快出浅刺中脘、气海、天枢（双）等穴位，每穴点刺 1 次，同时配合艾灸。次日二诊，诉腹痛症状已缓解 70%，大便好转；三诊诉腹痛已基本消失，嘱其巩固治疗 3 次，1 周痊愈。

按语： 腹痛为胃肠道常见症状，多以通调腑气、缓急止痛为治法。取穴仍以王乐亭"老十针"为底方，去下脘、上脘、内关，加阴陵泉、太冲，以补中益气、调理肠胃。足三里为胃之下合穴，"肚腹三里留"，中脘、天枢、气海位于腹部，合用可通调腹部之腑气。太冲为肝经原穴，疏肝理气。毫火针借火助阳，温通经络，调理腑气，达缓急止痛。

（整理：杜月辰）

二十二、胁痛

（一）概述

胁痛是指以一侧或两侧胁肋部疼痛为主要表现的病证，是临床比较多见的一种自觉症状，又称胁肋痛、季肋痛或胁下痛。可见于西医学的多种疾病之中，如急慢性肝炎、胆囊炎、胆系结石、胆道蛔虫、肋间神经痛等急慢性疾病。

（二）临床表现及辨证分型

胁痛多见于一侧。由于病因、病性、病程的不同，疼痛的性质亦不同。气滞多胀痛、窜痛，瘀血多刺痛较剧。一般而言，初起疼痛较重，久之则胁肋部隐痛时发。胁痛主要责之肝胆，且与脾、胃、肾相关。本病病因主要有情志不遂、饮食不节、跌仆损伤、久病体虚等多种因素，由气滞、血瘀、湿热引起"不通则痛"者为实证，以精血不足所致"不荣则痛"者为虚证。

（三）治疗

1. 处方

主穴：阿是穴、期门（患侧）；支沟（双）、阳陵泉（双）、足三里（双）。

配穴：肝气郁结加内关、太冲；气滞血瘀加膈俞、太冲；肝胆湿热加丰隆、侠溪；肝阴不足加肝俞、三阴交。

2. 刺法

患者取仰卧位，常规消毒皮肤，将2支1寸毫针烧红，快进快出，点刺阿是穴、患侧期门，每穴点刺1～2次，进针深度3mm。毫火针点刺后配合体针取上穴治疗，平补平泻手法，留针20分钟。开始每天治疗1次，3天后隔天治疗1次，6次为一疗程。

（四）预后判断

毫火针为主治疗胁痛，1～2次治疗往往缓解。

（五）验案

李某，男，37岁，就诊时间：2014年1月16日。

主诉：左侧胁肋部窜痛3天。

现病史：3天前因与人争吵后，出现左侧胁肋部窜痛，伴胃脘部不适，嗳气，头胀痛，入睡困难，食欲差，大便干燥，小便黄。舌红，苔黄；脉弦。发病后未至外院就诊。

西医诊断：肋间神经痛。

中医诊断：胁痛（肝气郁结证）。

治法：疏肝理气，缓急止痛。

取穴： 阿是穴、期门（左侧）、支沟（双）、阳陵泉（双）、足三里（双），常规消毒皮肤，将2支1寸毫针烧红，快进快出浅刺阿是穴、期门（左侧）等穴位，每穴点刺1次。次日二诊，诉胁痛症状已缓解80%，睡眠好转；三诊诉胁痛已基本消失，嘱其巩固治疗1次，3天痊愈。

按语： 毫火针点刺阿是穴，以散邪止痛；胁痛病位主要在肝胆，取肝经之募穴期门以达疏肝解郁之效。足少阳胆经循行于身体两侧，配合支沟、阳陵泉疏泄经气，调理气血，共达行气止痛之效。佐以足三里调腑气，和胃气。以上穴位通过毫火针温热刺激，温通经络、行气活血，达疏肝理气、温中降逆，标本兼治目的。

（整理：杜月辰）

二十三、泄泻

（一）概述

泄泻，亦称"腹泻"，是指排便次数增多，粪便稀薄，或泻出如水样。一年四季均可发生，但以夏秋两季多见。多见于西医学的急慢性肠炎、胃肠功能紊乱、过敏性肠炎、溃疡性结肠炎、肠结核等。

（二）临床表现及辨证分型

泄泻病变脏腑主要在脾胃和大小肠。其致病原因，有感受外邪、饮食不节、情志所伤及脏腑虚弱等，脾虚、湿盛是导致本病发生的重要因素，两者相互影响，互为因果。本病可分为急性和慢性两类，前者因感受外邪或饮食所伤，实证居多；后者因脾胃虚弱，或肾阳衰微，虚症居多。急性泄泻迁延失治，亦可能转为慢性。慢性泄泻每因感染而急性发作，成为虚实夹杂的证候。

（三）治疗

1. 处方

急性：

主穴： 天枢、大横、气海、上巨虚、阴陵泉。

配穴： 寒湿加神阙；湿热加丰隆；食滞加中脘。

慢性：

主穴： 神阙、天枢、足三里、公孙。

配穴：脾虚加脾俞、太白；肾虚加肾俞、命门。

2. 刺法

患者取仰卧位，常规消毒皮肤，将 2 支 1 寸毫针烧红，快进快出，急性泄泻点刺天枢、大横、气海、上巨虚、阴陵泉，慢性泄泻点刺天枢、足三里、公孙，每穴点刺 1 ～ 2 次，进针深度 3mm。毫火针点刺后配合体针治疗，平补平泻手法，留针 20 分钟，同时配合艾灸盒温灸神阙穴。急性腹泻每天 1 次，3 天为一疗程；慢性腹泻每周 3 次，10 次为一疗程。

（四）预后判断

急性发病收效快，如果是因急性肠炎、胃肠功能紊乱、过敏性肠炎急性发作，往往需 1 ～ 2 次治疗就收效；慢性泄泻效果也不错。

（五）验案

张某，女，23 岁，就诊时间：2014 年 3 月 1 日。

主诉：泄泻 1 天。

现病史：1 天前因过食油腻不洁之物，出现腹痛腹泻，大便日行 3 ～ 5 次，质清稀味臭，泻后痛减；伴有嗳腐酸臭，食欲减退，小便黄。舌质淡，苔白腻；脉滑。

西医诊断：急性肠炎。

中医诊断：泄泻（伤食泻）。

治法：消食导滞。

取穴：神阙、天枢（双）、气海、足三里（双）、上巨虚（双）、公孙（双）。常规消毒皮肤，将 2 支 1 寸毫针烧红，快进快出浅刺天枢、气海等穴位，每穴点刺 2 次，同时神阙配合艾灸盒温灸。次日二诊，诉腹痛泄泻症状已缓解 50%，大便成型；三诊诉泄泻已基本好转，大便质软，日 1 ～ 2 次，嘱其巩固治疗 2 次，5 天痊愈。

按语：急性腹泻发病势急，病程短，大便次数显著增多，小便减少。天枢为大肠经募穴，大横为足太阴、阴维之会，共行调和腑气、化湿止泻之功。上巨虚为大肠下合穴，可运化湿滞，阴陵泉健脾化湿，气海益气助阳实大便。慢性腹泻多发病势缓，病程较长，多由急性泄泻演变而来，便泻次数较少。神阙行灸法以温补元阳固本止泻，天枢为大肠募穴，可调理胃肠气机。足三里可补胃气之不足，公孙健脾益胃。实则泻之，虚则补之，寒则灸之，调理中州，随机应变。以毫火针温阳健脾，温中止泻。对寒湿泄泻有散寒止泻之效；对湿热泄泻有利湿导滞，泄热止泻之功；对脾虚泻可化湿温中健脾止泻；对肾虚泻可温补肾阳升阳止泻。

（整理：杜月辰）

二十四、痢疾

（一）概述

痢疾是夏秋季常见的肠道传染病，以腹痛腹泻、里急后重、痢下赤白脓血为主症。西医学的急性细菌性痢疾、中毒性痢疾、阿米巴痢疾等疾病均可参照。西医学认为本病由痢疾杆菌引起，是以结肠化脓性溃疡性炎症为病理特点的肠道传染病。

（二）临床表现及辨证分型

痢疾多有饮食生冷、不洁之物，或感受暑湿疫毒所致。病机主要为邪蕴肠腑、气血壅滞，传导失司，脂络受伤而成痢。以大便次数增多，粪中带有黏液脓血，腹痛，里急后重为主症。一般分为湿热痢、寒湿痢、疫毒痢、噤口痢、休息痢等5种类型。热重湿轻为湿热痢；湿重热轻为寒湿痢；热毒蕴盛邪陷心营，高热神昏，病情重急为疫毒痢；邪热犯胃，恶心呕吐，病重不食为噤口痢；久痢不愈，正虚邪盛，时发时止为休息痢。

（三）治疗

1. 处方

毫火针点刺：中脘、天枢、气海、关元、上巨虚。

体针主穴：中脘、天枢、气海、关元、上巨虚、合谷、丰隆。

配穴：湿热痢加曲池、阴陵泉；寒湿痢加中脘、阴陵泉；疫毒痢加大椎、中冲；噤口痢加内关、中脘；休息痢加脾俞、肾俞；久痢加神阙。

2. 刺法

患者取仰卧位，常规消毒皮肤，将2支1寸毫针烧红，快进快出，点刺中脘、天枢、气海、关元、上巨虚，每穴点刺1～2次，进针深度3mm。毫火针点刺后配合体针治疗，平补平泻手法，留针20分钟，神阙配合灸盒灸治疗。

每天 1 次，6 次为一疗程；休息痢每周 3 次，10 次为一疗程。

按语： 痢疾多发生在夏秋之季，由于饮食不节或外受暑温寒邪，肠腑气血受伤，而成腹痛、里急后重、下利赤白脓血便。取天枢大肠募穴，关元小肠募穴，合谷大肠原穴，中脘为胃募、腑会，诸穴合用可通调肠腑气血，理气化滞，行血则便脓自愈，调气则后重自除。上巨虚为大肠下合穴，可清肠道湿热。毫火针温阳健脾，祛寒化湿，同时理气和中，通肠导滞，局部取穴直达病所。如果检查出传染病源者，严格按传染病管理进行隔离和治疗，施术医生注意自我保护。

（整理：杜月辰）

二十五、便秘

（一）概述

便秘是指大便秘结，排便周期或时间延长，或虽有便意但便而不畅的病证。西医学的功能性便秘、肠易激综合征、直肠及肛门疾病所致便秘、药物性便秘、内分泌及代谢性疾病的便秘等，均可参照本病治疗。本病病机总属肠腑传导失常，病理性质有虚实之分。外感寒热之邪，内伤饮食情志，年老体虚等均可导致大肠传导失司，产生便秘。本病病位在肠，但与脾、肾、肺、肝等功能失调均有关系。

（二）临床表现

便秘在人群中的患病率高达 27%，但只有一小部分便秘者会就诊。便秘可以影响各年龄段的人。女性多于男性，老年多于青、壮年。因便秘发病率高、病因复杂，患者常有许多苦恼，便秘严重时会影响生活质量。

便秘常表现为：便意少，便次也少；排便艰难、费力；排便不畅；大便干结、硬便，排便不尽感；便秘伴有腹痛或腹部不适。部分患者还伴有失眠、烦躁、多梦、抑郁、焦虑等精神心理障碍。如超过 6 个月即为慢性便秘。由于便秘是一种较为普遍的症状，症状轻重不一，大部分人常常不去特殊理会，认为便秘不是病，不用治疗，但实际上便秘的危害很大。便秘的"报警"征象包括便血、贫血、消瘦、发热、黑便、腹痛等和肿瘤家族史。如果出现"报警"征象应马上去医院就诊，作进一步检查。

便秘按发病机制主要分为两大类：慢传输型和出口梗阻型。

（1）慢传输型便秘

由于肠道收缩运动减弱，使粪便从盲肠到直肠的移动减慢，或由于左半结肠的不协调运动而引起。最常见于年轻女性，在青春期前后发生，其特征为排便次数减少（每周排便少于1次），少便意，粪质坚硬，因而排便困难；肛直肠指检时无粪便或触及坚硬粪便，而肛门外括约肌的缩肛和用力排便功能正常；全胃肠或结肠传输时间延长；缺乏出口梗阻型的证据，如气囊排出试验和肛门直肠测压正常。增加膳食纤维摄入与渗透性通便药无效。糖尿病、硬皮病合并的便秘及药物引起的便秘多是慢传输型。

（2）出口梗阻型便秘

由于腹部、肛门直肠及骨盆底部的肌肉不协调导致粪便排出障碍。在老年患者中尤其常见，其中许多患者经常规内科治疗无效。出口梗阻型可有以下表现：排便费力、不尽感或下坠感，排便量少，有便意或缺乏便意；肛门直肠指检时直肠内存有不少泥样粪便，用力排便时肛门外括约肌可能呈矛盾性收缩；全胃肠或结肠传输时间显示正常，多数标记物可潴留在直肠内；肛门直肠测压显示，用力排便时肛门外括约肌呈矛盾性收缩或直肠壁的感觉阈值异常等。很多出口梗阻型便秘患者也合并存在慢传输型便秘。

（三）治疗

1. 处方

主穴：天枢（双）、水道（左）、归来（左）、上巨虚（双）、丰隆（双）。

2. 刺法

患者仰卧位，常规消毒皮肤，将2支1寸毫针烧红，快速刺入天枢（双）、水道（左）、归来（左）、上巨虚（双）、丰隆（双），每穴点刺1～2次，进针深度约3mm。隔日1次，10次为一疗程。同时可配合体针治疗。

（四）预后判断

一般针后24小时内排便。

（五）验案

滕某，男，70岁，就诊时间：2016年8月2日。

主诉：便秘半年余，加重1月。

现病史：半年前大便干燥秘结，7天一行，自行服用便通胶囊，效果佳，近1月服药后2天仍不解大便，脾气急躁，腹胀，无疼痛，纳眠差。舌尖边红，苔黄；脉弦。

西医诊断： 便秘。

中医诊断： 便秘（气秘有热证）。

治法： 疏肝理气通便。

取穴： 天枢（双）、水道（左）、归来（左）、上巨虚（双）、丰隆（双）。采用毫火针加普通针刺。先用毫火针2支，烧针后点刺天枢（双）、水道（左）、归来（左）、上巨虚（双）、丰隆（双），进针深度3mm，点刺快进快出。后取3寸长针，在左水道旁开1寸、左归来旁开1寸处深刺，留针20分钟。3日后就诊，诉说第2天解大便1次。1周治疗2次，治疗3周后大便每日一行，干燥改善。

按语： 六腑以通为用。便秘病位在肠，多为结肠运动功能紊乱所致。毫火针点刺水道（左）、归来（左）为局部取穴，以促进降结肠蠕动，配合天枢通调大肠腑气，上巨虚、丰隆通降肠腑，理气和胃，以助通便。

便秘患者应采取合理的饮食习惯，如增加膳食纤维含量，增加饮水量以加强对结肠的刺激，并养成良好的排便习惯，如晨起排便、有便意及时排便，避免用力排便，同时应增加活动。需积极调整心态，这些对获得有效治疗均极为重要。

（整理：潘晓伟）

二十六、阳痿

（一）概述

阳痿是指男子未到性功能衰退年龄，出现性生活中阴茎不能勃起或勃起不坚，影响性生活的病证。常见于西医学的男子性功能障碍及某些慢性虚弱疾病。本病的发生多因房事不节，手淫过度；或过于劳累、疲惫；异常兴奋、激动；高度紧张、惊恐伤肾；命门火衰、宗筋不振；嗜食肥甘、湿热下注、宗筋迟缓而致。其病位在肾，并与脾、胃、肝关系密切。

（二）临床表现

本病临床表现为性生活时阴茎不能勃起，或勃起不坚、临房早泄、随之痿软；或虽能性交，但不经泄精而自行痿软。西医检查血浆睾丸酮水平含量常低于正常。

1. 勃起功能障碍的严重程度

勃起功能障碍的严重程度可分为轻度、中度和重度（完全性）。由于勃起功能障碍诊断具有较强的主观性，临床上多采用勃起硬度评分表（表3）、国际勃起功能问卷表-5（表4）或中国勃起功能问卷表-5（表5）来客观评估勃起功能障碍的严重程度。

表 3　勃起硬度评分表

"您对您的勃起硬度如何评分？"

1：阴茎增大但不硬。

2：阴茎硬但硬度不足以插入。

3：阴茎的硬度足够插入，但不完全坚硬。

4：阴茎完全坚硬并坚挺。

按阴茎勃起硬度分级：1级，阴茎只胀大但不硬，为重度 ED；2级，硬度不足以插入阴道，为中度 ED；3级，能插入阴道但不坚挺，为轻度 ED；4级，阴茎勃起坚挺，为勃起功能正常。

表 4　国际勃起功能问卷表 –5

您在过去 3 个月中：

	0	1	2	3	4	5
1. 对阴茎勃起及维持勃起信心如何？		很低	低	中等	高	很高
2. 受到性刺激后有多少次阴茎能坚挺地进入阴道？	无性活动	几乎没有或完全没有	只有几次	有时或大约一半时候	大多数时候	几乎每次或每次
3. 阴茎进入阴道后有多少次能维持阴茎勃起？	没有尝试性交	几乎没有或完全没有	只有几次	有时或大约一半时候	大多数时候	几乎每次或每次
4. 性交时保持阴茎勃起至性交完毕有多大困难？	没有尝试性交	非常困难	很困难	有困难	有点困难	不困难
5. 尝试性交有多少时候感到满足？	没有尝试性交	几乎没有或完全没有	只有几次	有时或大约一半时候	大多数时候	几乎每次或每次

各项得分相加，≥ 22 分为勃起功能正常；12 ~ 21 分为轻度 ED；8 ~ 11 分为中度 ED；5 ~ 分为重度 ED。

表5　中国勃起功能问卷表 –5

您在过去 3 个月中：

问题＼评分	1分	2分	3分	4分	5分	得分
1.受性刺激时，阴茎多少次能勃起？	几乎没有	少数几次	一半以上次数	约一半次数	几乎总是	
2.性交时，阴茎有多少次能插入阴道？	几乎没有	少数几次	一半以上次数	约一半次数	几乎总是	
3.性交时，多少次阴茎插入阴道后能维持勃起至完成性交？	几乎没有	少数几次	一半以上次数	约一半次数	几乎总是	
4.性交时，有多少次得到满足？	几乎没有	少数几次	一半以上次数	约一半次数	几乎总是	
5.您对获得勃起及维持勃起自信程度如何？	很低	低	中等	高	很高	

总分：5～7分为重度 ED；8～11分为中度 ED；12～21分为轻度 ED；22～25分为勃起功能正常。

2. 非性交时阴茎勃起状况

过去与现在有无夜间及晨醒时阴茎勃起，性幻想或视、听、嗅和触觉刺激有无阴茎勃起。

3. 精神心理，社会及家庭等因素是否影响勃起功能

发育过程中有无消极影响与精神创伤，成年后有无婚姻矛盾，性伴侣不和，缺乏交流；意外坎坷，工作压力大，经济窘迫，人际关系紧张，性交时外界干扰；自身不良感受，怀疑自己的性能力，自卑；性无知或错误的性知识；宗教和封建意识影响等。

中医辨证可分为四种证型：命门火衰者，面色淡白，腰膝酸软，头晕目眩，精神萎靡，畏寒肢冷，耳鸣，舌淡、苔白，脉沉细；心脾两虚者，面色萎黄，食欲不振，精神倦怠，失眠健忘，胆怯多疑，心悸自汗，舌淡，苔薄白，脉细弱；惊恐伤肾者，精神抑郁或焦虑紧张，心悸易惊，夜寐不宁，舌红、苔薄白，脉细弱；湿热下注者，阴囊潮湿气臊，尿黄，舌红、苔黄腻，脉滑数。

（三）治疗

1. 处方

主穴： 双侧足运感区及生殖区、关元、中极、肾俞、三阴交。

配穴： 命门火衰加命门，温肾助阳；心脾两虚加心俞、脾俞，补益心脾；惊恐伤肾加神门，交通心肾，安神定志；湿热下注加阴陵泉，清热利湿。

2. 刺法

患者仰卧位，常规消毒皮肤，将 2 支 1 寸毫针烧红，快进快出，先点刺双侧足运感区及生殖区，密刺法，进针深度 2mm，再点刺其他穴位，每穴 1～2 次，进针深度 3mm。患者再取俯卧位，在背部腧穴处用毫火针点刺 1～2 次，同仰卧位。每周治疗 1 次，10 次为一疗程。

（四）验案

赵某，男，36 岁，就诊时间：2017 年 3 月 9 日。

主诉： 阳事不举，性欲减退 4 月余。

现病史： 患者 4 个月前出现阳事不举，性欲减退，伴腰膝酸软，四肢怕冷，容易感冒，病由惊吓、惊恐而起。舌苔薄白；脉细弦。

西医诊断： 性功能障碍。

中医诊断： 阳痿（惊恐伤肾证）。

治法： 益肾培元，温胆补火。

取穴： 双侧足运感区及生殖区、关元、中极、肾俞、三阴交、神门。给以毫火针加温针灸治疗。先用毫火针 2 支，烧针后先点刺双侧足运感区及生殖区，密刺法，进针深度 2mm，再点刺关元、中极、肾俞、三阴交、神门，进针快进快出。后取 1.5 寸针灸针，以上穴位交替选取三个，施温针灸。每周 3 次治疗，共治 14 次，患者勃起功能障碍恢复。

按语：《景岳全书》曰："阳痿者，火衰者十居七八，火盛者仅有之耳。"说明阳痿以肾虚火衰者为主要病因。故以毫火针点刺各穴位，正是凭借火针之热力导入阳气，直接温补壮大命门之火、肾中元阳，使肾经气血通畅，肾脏气化功能加强，达到益肾壮阳的目的。双侧足运感区及生殖区对治疗勃起功能障碍有帮助。关元、中极均为任脉与足三阴经的交会穴，能调补肝、脾、肾，温下元之气，直接兴奋宗筋；肾俞可补益元气，培肾固本；三阴交是肝、脾、肾三经的交会穴，既可健脾益气，又可清热利湿，强筋起痿。

（整理：潘晓伟）

二十七、遗精

（一）概述

遗精是指不因性生活而精液频繁遗泄的病证。有梦而遗精，名为"梦遗"；无梦而遗精，甚至在清醒状态下精液自动流出，名为"滑精"。常见于西医学的成年健康男子性功能障碍、前列腺炎、神经衰弱、精囊炎及睾丸炎等疾病。未有性生活的成年男性每月遗精 1～2 次且不伴有其他不适感属生理性遗精。

遗精又名"失精"，多由肾气不能固摄所致。肾为先天之本，主生殖、藏精，若所求不遂，情欲妄动，沉湎房事，精脱伤肾，劳倦过度，气不摄精，饮食不节，湿浊内扰等均可导致肾失固摄，精关失守而遗精滑泄。其病位在肾，涉及心、肝、脾等脏腑。

（二）临床表现

不因性生活而精液频繁遗泄，每周 2 次以上，或在睡中有梦而遗，或在睡中无梦而遗，或有少量精液随尿而外流，甚者可在清醒时自行流出，常伴有头晕、耳鸣、健忘、心悸、失眠、腰酸膝软、精神萎靡、或尿时不爽，小腹及阴部作胀不适等症状。多因劳倦过度，用心太过，恣情纵欲，感触见闻，饮食辛辣等诱发。

（三）治疗

1. 处方

主穴：双侧足运感区及生殖区、关元、肾俞、次髎、三阴交、会阴。

2. 刺法

患者仰卧位，常规消毒皮肤，将 2 支 1 寸毫针烧红，快进快出，每穴点刺 1～2 次，进针深度 2mm。患者再取俯卧位，每穴点刺 1～2 次。每周治疗 1～2 次，10 次为一疗程。

（四）验案

朱某，男，32 岁，未婚。就诊时间：2017 年 4 月 12 日。

主诉：遗精 3 年余。

· 97 ·

现病史：患者 3 年中曾频犯手淫，后出现梦遗现象，于 2 年前逐渐加重，遗精频发，昼夜皆有，经常头晕失眠，影响工作与生活，屡经中西医治疗，效果欠佳，神疲，肢体佝偻若老者。舌淡，苔白；脉沉细无力。

西医诊断：遗精。

中医诊断：遗精（肾虚不固证）。

治法：补督阳，调冲任，补虚固本。

取穴：双侧足运感区及生殖区、关元、肾俞、次髎、三阴交、会阴、志室、太溪。给以毫火针加温针灸治疗。先用毫火针 2 支，烧针后点刺双侧足运感区及生殖区，再点刺关元、肾俞、次髎、三阴交、会阴、志室、太溪，点刺快进快出。后在三阴交、关元施温针灸治疗。针 1 次后，隔 3 日未发遗精，每周治疗 2 次，又针 10 次后遗精乃止，逐停针观察，3 个月后随访，未复发。

按语：遗精病位在肾，多因肾虚不能固摄所致，故以毫火针借火温阳，培元益肾，固摄肾气，使肾脏气化功能加强，达到益肾壮阳的目的。毫火针点刺双侧足运感区及生殖区对治疗遗精有帮助。会阴为任督二脉交会穴，可交通阴阳；关元调补肝、脾、肾，温下元之气；肾俞可补益元气，培肾固本；次髎调肾固精；三阴交是足三阴经的交会穴，善调脾、肝、肾之气而固摄精关；志室、太溪补肾固精。

（整理：潘晓伟）

第二章　皮肤科病证

一、带状疱疹

（一）概述

带状疱疹是常见的病毒感染性皮肤病，由水痘－带状疱疹病毒感染所致。该病毒可长期潜伏于脊髓神经后根神经节的神经元内，当机体免疫功能降低时，或劳累、熬夜、焦急生气等且饮水量不足时，病毒可再次自发性激活，引起带状疱疹。发病多与机体免疫功能低下有关，常遗留后遗神经痛，尤以年老及体弱患者明显。

中医称本病为"蛇串疮""缠腰火丹"，民间多称为"缠腰龙""生蛇"。本病多由情志内伤，肝气郁结，久而化火或脾失健运，蕴湿化热，湿热搏结复感邪毒，浸淫肌肤脉络而发为疱疹。

（二）临床表现

发病前常有轻重不同的前驱症状，如轻度发热、疲倦乏力、食欲不振、全身不适等，局部皮肤知觉过敏、灼热、针刺样疼痛等，亦可不发生前驱症状而直接出现疱疹。疱疹可发生于任何部位，多见于胸、肋、腰部，常沿一定的神经部位分布，好发于单侧，皮肤出现红斑、水疱、簇集成群，互不融合排列成带状，最后水疱干燥、结痂、脱落，遗留暂时性色素沉着斑。病情严重者水疱内容物为血性，或发生坏死，愈后遗留瘢痕。部分患者皮疹消退后，局部遗留神经疼痛，经久不能消失。

（三）治疗

1. 处方

主穴：皮损局部、曲池、支沟、阴陵泉、太冲。

2. 刺法

患者选合适的体位，常规消毒皮肤，将3支1寸毫针烧红，快速点刺疱疹局部，围刺、散刺，并在疱疹有蛇头（阴侧）、蛇尾（阳侧）及中间各品字形点刺3针，进针深度约2mm。并在皮损局部拔罐，留罐3～5分钟。余穴点刺快进快出。每日1次，6次为一疗程。疱疹后神经痛加温和灸治疗。（肋肋处的疱疹，一般称在前胸侧的一头为蛇头，在后背侧的一头为蛇尾）

3. 注意事项

西医治疗中，常用的治疗方案包括抗病毒药、止痛药、神经营养药。若急性期首诊即采取毫火针疗法，一般情况下不另开抗病毒药；若已服用抗病毒药等，也可不停药，不影响毫火针治疗。患者应注意休息，多饮水，食用富含维生素B12的食物。

（四）预后判断

带状疱疹急性期毫火针加拔罐放血治疗，疗效显著，镇痛、消疹立竿见影，大多数患者3～6次治疗即可基本痊愈，明显缩短病程，减少带状疱疹后神经痛发生率。带状疱疹后神经痛毫火针为主治疗收效也很好。

（五）验案

李某，男，61岁，就诊时间：2016年7月7日。

主诉：右侧胸肋背部疼痛7天，疱疹3天。

现病史：1周前右侧胸肋背部疼痛，自行贴膏药不缓解，3天前疼痛局部出现丘疱疹，疼痛剧烈，不能平卧，夜间疼痛尤甚，在某医院给予阿昔洛韦、甲钴胺等治疗，疼痛未减，疱疹面积增大。查体见右侧前胸肋至背部4～6肋间区域水疱疹成片，呈带状分布，皮色红。舌尖边红，苔黄腻；脉弦。

西医诊断：带状疱疹。

中医诊断：蛇串疮（肝胆湿热证）。

治法：清热利湿泻肝。

取穴：阿是穴（疱疹局部）、曲池、支沟、阴陵泉、太冲等。给以毫火针加拔火罐放血治疗。先用毫火针3支，烧针后点刺疱疹局部，从前胸开始向肋间、背部疱疹局部点刺治疗，再取曲池、支沟、阴陵泉、太冲穴点刺快进快出。后在前胸、肋、背部疱疹处拔火罐，留罐5分钟，起罐后用干棉球清除拔出的疱液、血液，再用 2 支毫火针点刺拔罐后的血泡，清洁泡液。治疗后拔罐处疱疹干结变黑，患者自觉疼痛明显缓解。次日就诊，诉说昨夜安然入睡，疼痛明显减轻，皮疹局部红肿明显消退，没有新增疱疹，拔罐处疱疹变黑结痂。继续用上法点刺其余的疱疹及拔火罐。3 次治疗后皮疹已经全部消除、结痂，疼痛基本缓解。

按语：本病乃本虚标实之证，多由于肝郁不疏、毒火外袭、湿热内蕴等因素引发。故以毫火针开门祛邪，使壅结的火毒直接外泻（火郁发之），以热引热，以热力引导火毒之邪从针孔及体表直接排出体外，使机体的功能活动恢复到正常状态；同时火针温通经脉，助气血运行，使火毒随之消散；配合拔罐，直接给病邪（水湿、痰浊、瘀血、痛脓等病理产物）以出路。另外曲池为手阳明合穴，支沟为手少阳三焦经穴，阴陵泉为足太阴脾经合穴，三穴相配能清泄三焦邪热，健脾化湿；太冲疏肝泄热。疱疹后神经痛患者多有瘀血阻络，加用温和灸治疗，以加强温通经脉之功。

（整理：潘晓伟）

二、痤疮

（一）概述

痤疮又称"粉刺""青春痘"，是一种累及毛囊及皮脂腺的慢性炎症，青春期男女易发此病，好发于面颊、额部，其次是胸部、背部及肩部，多为对称性分布，常伴有皮脂溢出。与内分泌因素、皮脂分泌过多、毛囊内微生物、遗传因素等有一定关系。

属于中医学中"粉刺""肺风粉刺""面疱""风刺"或"酒刺"等范畴。中医认为其发病原因多为素体血分热盛、阴阳失衡、饮食不节及外邪侵袭等，其病位主要在肺、脾胃、气血，与肝、肾、心也有关系。

（二）临床表现

痤疮常表现为粉刺、丘疹、脓疱、结节、囊肿和瘢痕，好发于面部及上胸背部等富含皮脂腺的部位。炎性丘疹呈红色，直径 1 ~ 5mm 不等；脓疱大小一致，其中充满了白色脓液；结节直径大于 5mm，触之有硬结和疼痛感；囊肿的位置更深，充满了脓液和血液的混合物。炎症性皮损消退后常遗留色素沉着、持久性红斑、凹陷性或肥厚性瘢痕。多反复发作，随年岁的增长而逐渐减轻。

（三）治疗

1. 处方

主穴：阿是穴（痤疮局部）、大椎。

2. 刺法

患者选取仰卧位，局部常规消毒。选用 2 支毫火针，施术者将针烧至通红，迅速刺入痤疮皮损区，迅速出针，每个痤疮点刺，并清除点刺后排出的粉刺物及脓疱分泌物。进针深度约 2mm。患者再取俯卧位，在大椎穴处用毫火针点刺 2 ～ 3 次后拔罐，留罐 10 分钟，并清除拔罐后排出的液体。每周治疗 1 次。3 次为一疗程。

（四）预后判断

一般痤疮患者 2 ～ 3 次治疗后面部痤疮大多消除。

（五）验案

刘某，女，24 岁，就诊时间：2014 年 5 月 20 日。

主诉：面部痤疮 3 年。

现病史：患者 3 年前因学习压力大，致颜面及背部痤疮，疼痛难耐，不能触碰，碰时痛甚，影响正常生活，每年秋季爆发，曾多方医治，不见好转，平素乏力倦怠，月经量少，排出不畅，经前腰痛，饭后咳嗽痰多，咳白痰，多梦。查体见：额头、眉心、双颧、口周、后背上部分布如绿豆粒大小丘疹，部分为黑头脓疱，部分溃破后结痂形成瘢痕，融合成片。舌质红，苔黄厚；脉细涩。

西医诊断：痤疮。

中医诊断：肺风粉刺（气滞血瘀证）。

治法：泄热散邪，活血化瘀。

取穴：丘疹局部、脓疱局部、大椎。给以毫火针加拔火罐放血治疗。选面部病患处 2 ～ 3 处，手持 2 支 0.35mm×25mm 毫针，将针体烧至通红，点刺丘疹、脓疱底部，以拔出脓腔的白色内容物，点刺丘疹 1 下，点刺脓疱 2 下，每周治疗 1 次。患者再取俯卧位，在大椎穴处用毫火针点刺 2 ～ 3 次后拔罐，留罐 10 分钟，并清除拔罐后排出的液体。经过 1 次治疗，患者丘疹脓疱减少，红色变浅、结痂。3 次治疗后颜面及背部皮损部位丘疹脓疱消退，结痂硬块变软，眉心、额头、双颧部皮疹消失，皮肤光滑。

按语：中医学认为痤疮多由风热之邪引起，阻于颜面肌肤而发，日久则阻滞经络，生痰生瘀，痰热瘀结而致囊肿结节。故选取毫火针以热引热，火郁发之，发散消炎，引邪外出。点刺局部可借火力强开其门，使壅结的火毒直接外泄；同时火针温通经脉，助血气运行，血气行，则火毒随之消散。配合大椎拔罐清热泻火、通阳解毒。嘱患者生活规律，少熬夜，多喝水保持大便通畅。

（整理：潘晓伟）

三、毛囊炎

（一）概述

毛囊炎为毛囊部发生的急性、亚急性或慢性化脓性或非化脓性炎症，可分为浅部和深部毛囊炎。化脓性者主要为葡萄球菌引起，常由于瘙痒性皮肤病搔抓后感染。非化脓性者多与职业或某些治疗因素有关，如长期接触烧焦油类物质或皮质类固醇药物，以及在湿热环境中工作，皆易诱发本病。属于中医"发际疮""坐板疮"等范畴。

（二）临床表现

初发为与毛囊一致的炎性小丘疹，周围有红晕，迅速变为脓疱，中心常有毛发贯穿，脓疱如粟粒大小，不相融合。疱壁薄，破后有少量脓性分泌物，自觉瘙痒及微痛，数天后干燥结痂而愈，不留瘢痕。多见于成人，好发于头皮、项部，也见于臀部等处。局部淋巴结可肿大。少数患者有多发、复发倾向，常迁延多时。

（三）治疗

1. 处方

主穴：阿是穴（局部毛囊患处）、大椎。

阿是穴：皮损局部。

2. 刺法

常规皮肤消毒，将 2 支 1 寸毫针烧红，轻浅点刺，速入疾出，每患处点刺1～2 次，出针后如有脓液溢出或出血或组织液流出，用消毒干棉球擦拭干净即可。然后在大椎穴点刺 1 ～ 2 次，并拔罐，留罐 10 分钟。1 周后如果没愈，再治疗 1 次。治疗当日避免沾水，防止感染。

（四）预后判断

大多数患者 1 ～ 2 次治疗后毛囊炎消除。

（五）验案

刘某，男，24 岁，就诊时间：2015 年 6 月 17 日。

主诉：颈部发迹处长红色丘疹 2 周余。

现病史：患者 2 周前聚餐时食用大量油炸食物后，颈部发迹处突然出现红色丘疹，周围有红晕，红疹中心常有毛发贯穿，有的变为脓疱，触痛，伴身热，脚心干热明显，纳差，眠差，梦多，大便黏腻不爽，小便可。舌红，苔黄；脉数。

西医诊断：毛囊炎。

中医诊断：发迹疮（湿热内蕴证）。

治法：清热利湿。

取穴：丘疹局部、大椎。给以毫火针加拔火罐放血治疗。先用毫火针 2 支，烧针后点刺丘疹局部，沿发迹逐一进行点刺，快进快出。再在大椎穴用毫火针点刺后拔火罐，留罐 10 分钟，起罐后用干棉球清除拔出的疱液、血液。一周后复诊，红疹明显消退，留有个别毛囊红肿及脓疱，疼痛基本消除。守上法再治疗 1 次。

按语：本病多由于湿热内蕴、肝郁气滞、瘀血阻滞、气血不足等因素引发。故以毫火针开门祛邪，使郁结的火毒直接外泻（火郁发之），以热引热，以热力引导火毒之邪从针孔及体表直接排出体外，使机体的功能活动恢复到正常状态；同时火针温通经脉，助气血运行，使火毒随之消散；配合拔罐，直接给病邪（水湿、痰浊、瘀血等病理产物）以出路。对毛囊炎用毫火针加拔罐放血治疗，消疹、减痛，见效迅速，可明显缩短病程。

（整理：朱海燕）

四、痈疖

（一）概述

痈疖是指皮下组织化脓性炎症。现代医学认为系溶血性链球菌或金黄色葡萄球菌侵入皮下、肌膜下、肌间隙，局部发生弥漫性红肿、热痛、化脓，或伴有发热全身不适症状。中医学认为，痈疖常因外感六淫及过食膏粱厚味，内郁湿热火毒，致使营血不和，邪热壅聚，经络不通，气血凝滞而成。

（二）临床表现

痈疖以患处皮肤红肿热痛为主症，常伴有恶寒、发热、口渴、便干、溲赤等症状。痈是感染毒邪，气血壅塞不通而致的局部化脓性疾病。发病迅速，易脓，易溃，易敛。初起局部光软无头，很快结块，表皮焮红肿胀、疼痛，逐渐扩大高肿而硬，触之灼热。疖，名疖疮，发于皮肤浅表，随处可生，多生于头、面、颈、项及臂臀等处。疖初起局部肌肤红肿，继则灼热疼痛，突起无根，肿势局限，有黄白色脓头，随后疼痛增剧，自溃，流出脓水，肿痛逐渐减轻或结块无头，红肿疼硬，根盘较大，寒热甚微，来势缓慢。

（三）治疗

1. 处方

主穴：阿是穴（痈疖局部）、委中。

2. 刺法

进行常规皮肤消毒，首先用两支 1 寸毫针烧红，对准痈疖点刺，每痈疖点刺 1～2 次，出针后如有出血或组织液流出，用消毒干棉球擦拭干净即可。治疗当日避免沾水，防止感染。1 周后如果没愈，再治疗 1 次。

（四）预后判断

大多数患者 1～2 次治疗局部痈疖消除。

（五）验案

张某，男，37 岁，就诊时间：2016 年 7 月 11 日。

主诉：右侧额头红肿疼痛 2 天。

现病史：患者 3 天前右侧额头生出一绿豆大小水疱，用手挤破后，次日水疱周围额头红肿，疼痛不已，伴心烦。舌红，苔黄；脉数。

西医诊断： 颜面疖肿。

中医诊断： 痈疖（热毒壅滞证）。

治法： 清热解毒。

取穴： 疖肿局部。给以毫火针加拔火罐放血治疗。先用毫火针2支，烧针后先点刺疖肿局部，再点刺红肿中央，之后在红肿处拔火罐，留罐5分钟，起罐后用干棉球清除拔出的疱液、血液。次日就诊，红肿范围缩小，疼痛减轻。2次治疗后红肿基本消除。

按语： 由于本病多因外感六淫及过食膏粱厚味，内郁湿热火毒，致使营血不和，邪热壅聚，经络不通，气血凝滞。故以毫火针直接点刺病变部位可以热引热，引邪外出，改善了局部的血液循环，合营清热，配合拔罐，直接给病邪（瘀血、痈脓等病理产物）以出路。对痈疖用毫火针加拔罐放血治疗，消肿、减痛，见效迅速，可明显缩短病程。

（整理：朱海燕）

五、荨麻疹

（一）概述

荨麻疹又称"风疹块""风团疙瘩"，是一种皮肤出现红色或苍白风团，时隐时现的瘙痒性、过敏性皮肤病。本病一年四季均可发生，尤以春季为发病高峰。荨麻疹的病因非常复杂，约3/4的患者找不到原因，特别是慢性荨麻疹。常见原因主要有：食物及食物添加剂；吸入物；感染；药物；物理因素如机械刺激、冷热、日光等；昆虫叮咬；精神因素和内分泌改变；遗传因素等。荨麻疹属于中医学"风瘙瘾疹"的范畴。常因卫表不固，感受风寒、风热之邪，或饮食不节，或久病耗伤气血所致。

（二）临床表现及辨证分型

本病以皮肤突起风团、剧痒为主症。常先有皮肤瘙痒，随即出现风团，呈鲜红色或苍白色、皮肤色，少数患者有水肿性红斑。风团的大小和形态不一，发作时间不定。风团逐渐蔓延，融合成片，由于真皮乳头水肿，可见表皮毛囊口向下凹陷。风团持续数分钟至数小时，少数可延长至数天后消退，不留痕迹。皮疹反复成批发生，以傍晚发作者多见。风团常泛发，亦可局限。有时合并血管性水肿，偶尔风团表面形成大疱。部分患者可伴有恶心、呕吐、头痛、头胀、腹痛、腹泻，严重患者还可有胸闷、不适、面色苍白、心率加速、脉搏细弱、血压下降、呼吸短促等全身症状。

疾病于短期内痊愈者，称为急性荨麻疹。若反复发作达每周至少两次并连续 6 周以上者称为慢性荨麻疹。

风热犯表证可见风团色红，灼热剧痒，遇热加重，发热，咽喉肿痛，苔薄黄，脉浮数。风寒束表证可见风团色白，遇风寒加重，得暖则减，恶寒，舌淡，苔薄白，脉浮紧。血虚风燥证可见风疹反复发作，迁延日久，午后或夜间加剧，心烦少寐，口干，手足心热，舌红，少苔，脉细数无力。胃肠实热证可见风团色红，成块成片，脘腹疼痛，恶心呕吐，便秘或泄泻，苔黄腻，脉滑数。

（三）治疗

1. 处方

主穴： 曲池、合谷、血海、膈俞、三阴交。

配穴： 风热犯表证加大椎、风门；风寒束表证加风门、肺俞；血虚风燥证加风门、脾俞、足三里；胃肠实热证加内关、支沟、足三里。

2. 刺法

患者先仰卧后俯卧，常规消毒皮肤，将 2 支 1 寸毫针烧红，快进快出，每穴点刺 1～2 次，进针深度 2mm。毫火针点刺后以普通针灸行针，配合不同证型选取配穴，进行手法，后留针 30 分钟。每周 3 次，6 次为一疗程。治疗当日避免沾水，防止感染。

（四）验案

宋某，女，30 岁，就诊时间：2016 年 10 月 12 日。

主诉： 双上肢瘙痒 4 小时。

现病史： 患者 4 小时前双上肢突发数个小风团，瘙痒剧烈，用手抓后，痒感更甚，风团逐渐变大、增多，融合成片，伴恶寒。舌淡，苔薄白；脉浮。患者既往近 3 年来，每遇寒冷天气有类似病史发作。

西医诊断： 荨麻疹。

中医诊断： 风瘙瘾疹（风寒束表证）。

治法：疏风散寒，养血止痒。

取穴：曲池、合谷、血海、膈俞、三阴交、风门、大椎。予以毫火针加拔火罐放血治疗。先用毫火针3支，对曲池、合谷、血海、膈俞、三阴交、风门、大椎等穴进行毫火针点刺。后在大椎穴、膈俞穴拔火罐，留罐10分钟。次日就诊，瘙痒程度、范围减轻。同时配合以上诸穴进行普通针刺治疗，5次治疗后基本痊愈。

按语：由于本病病变部位位于皮肤，多因卫表不固、感受风寒、风热之邪，胃肠积热或气血不足所致，故以毫火针点刺各穴可达到扶正助阳、祛风除湿、祛邪引热的功效。对荨麻疹用毫火针加拔罐放血治疗，疗效显著，改善瘙痒程度、范围，见效迅速，可明显缩短病程。曲池、合谷属于阳明经穴，可通经络、行气血、疏风解表；血海属足太阴经穴，膈俞属血会，两穴相配可养血、凉血、活血止痒。三阴交属足太阴经，乃足三阴经之交会穴，可养血活血、润燥止痒。大椎、风门可疏风、调和营卫。

（整理：朱海燕）

六、湿疹

（一）概述

湿疹，又称"湿疮"，是一种呈多行性皮疹倾向、湿润、剧烈瘙痒、易于复发和慢性化的过敏性炎症性皮肤病。本病病因复杂，多种病原均可引起本病，如吸入物质、摄入的食物、病灶感染、内分泌及代谢障碍；外界因素如寒冷、湿热、油漆、毛织品等刺激均可导致发病。中医对湿疹病的命名因部位不同而不同，如"浸淫疮"相当于泛发性湿疹，"旋耳疮"相当于耳部湿疹，"乳头风"相当于乳头湿疹，"脐疮"相当于脐部湿疹，"绣球风""肾囊风"相当于阴囊湿疹，"四弯风"相当于肘窝与膝窝湿疹，"鹅掌风"相当于掌部湿疹，"肛门圈癣"相当于肛门湿疹。常因禀赋不足，风湿热邪客于肌肤而成。

（二）临床表现

湿疹皮疹呈多行性损害，如丘疹、疱疹、糜烂、渗出、结痂、鳞屑、肥厚、苔藓样变、皮肤色素沉着等。

1.按皮损表现分为急性、亚急性、慢性三期。

（1）急性湿疹

皮损初为多数密集的粟粒大小的丘疹、丘疱疹或小水疱，基底潮红，逐渐融合成片，由于搔抓，丘疹、丘疱疹或水疱顶端抓破后呈明显的点状渗出及小糜烂面，边缘不清。如继发感染，炎症更明显，可形成脓疱、脓痂、毛囊炎、疖等。自觉剧烈瘙痒。好发于头面、耳后、四肢远端、阴囊、肛周等，多对称分布。

（2）亚急性湿疹

急性湿疹炎症减轻后，皮损以小丘疹、结痂和鳞屑为主，仅见少量丘疱疹及糜烂。仍有剧烈瘙痒。

（3）慢性湿疹

常因急性、亚急性湿疹反复发作不愈而转为慢性湿疹；也可开始即为慢性湿疹。表现为患处皮肤增厚、浸润，棕红色或色素沉着，表面粗糙，覆鳞屑，或因抓破而结痂。自觉瘙痒剧烈。常见于小腿、手、足、肘窝、腘窝、外阴、肛门等处。病程不定，易复发，经久不愈。

2. 根据皮损累及的范围，分为局限性湿疹和泛发性湿疹两大类。

（1）局限性湿疹

仅发生在特定部位，即可以部位命名，如手部湿疹、女阴湿疹、阴囊湿疹、耳部湿疹、乳房湿疹、肛周湿疹、小腿湿疹等。

（2）泛发性湿疹

皮损多，泛发或散发于全身多个部位。如钱币性湿疹、自身敏感性湿疹、乏脂性湿疹。

（三）治疗

1. 处方

主穴：阿是穴（皮损局部）、曲池、足三里、三阴交、阴陵泉。

2. 刺法

常规消毒皮肤，在皮损局部及主穴上进行毫火针点刺，具体操作：皮损局部：将3～5支1寸毫针烧红，快进快出，密刺法，按区域点刺，每次点刺1～2个区域，进针深度2～3mm。穴位：将2支1寸毫针烧红，快进快出，每穴点刺1～2次，进针深度2～3mm。每周治疗2次，6次为一疗程。

（四）预后判断

急性湿疹一般 1～3 次治疗消退，慢性湿疹也收效明显，但要按疗程治疗，以巩固疗效，防止复发。

（五）验案

李某，男，33 岁，就诊时间：2016 年 5 月 20 日。

主诉：双小腿内侧皮疹反复 3 年。

现病史：近 3 年来每到夏季就会出现双小腿内侧皮疹，疹子红而痒甚，搔抓或摩擦之后，皮损面积增大，搔破而形成糜烂、渗液面。外用皮炎平后局部红丘疹减轻、皮损干燥、结痂、鳞屑，皮肤逐渐增厚，色素沉着，经久不愈，仍奇痒难忍。

西医诊断：湿疹。

中医诊断：湿疮（湿热互结证）。

治法：清热化湿。

取穴：皮损局部以及曲池、足三里、三阴交、阴陵泉。予以毫火针加温针灸治疗。先用毫火针 3 支，对皮损局部以及曲池、足三里、三阴交、阴陵泉等穴进行毫火针点刺。后在三阴交、阴陵泉两穴做温针灸治疗。隔日治疗 1 次，10 次为一疗程。3 次治疗后，瘙痒减轻，皮损范围缩小。10 次治疗后皮疹消除，基本痊愈。

按语：由于本病病变部位位于皮肤，多因禀赋不足，风湿热邪客于肌肤而成。故以毫火针点刺各穴可达到扶正助阳、祛风除湿、祛邪引热的功效，借火之力直接杀灭引起湿疹的病原微生物。对湿疹用毫火针加拔罐放血治疗，疗效显著，改善瘙痒程度、范围，可明显缩短病程。曲池为手阳明经的合穴，既能清肌肤湿气，又可化胃肠湿热；足三里既能健脾化湿，又能补益气血，标本兼顾；三阴交、阴陵泉运脾化湿，除肌肤之湿热。毫火针加温针灸治疗急性、亚急性、慢性三期湿疹均收显效。

（整理：朱海燕）

七、疣

（一）概述

疣是一种发生在皮肤浅表的良性赘生物，为针头至粟粒大小的硬性扁平皮肤赘疣，好发于面部、前臂、手背。中医学称之为"扁瘊""疣疮""疣目"，多因风热毒邪蕴结于肺，脾湿痰瘀阻于经络，郁于肌肤所致。

（二）临床表现

疣好发于颜面、手背及前臂等处，为米粒至黄豆大扁平隆起的丘疹，呈圆形、椭圆形或不规则的多边形，表面光滑质硬，浅褐色或正常皮色，散在或密集，也可能融合成小片。一般无自觉症状，消退期可有痒感。

（三）治疗

1. 处方

主穴：阿是穴（疣体局部）。

2. 刺法　取疣体局部，常规消毒后，用烧红的毫火针迅速刺入疣体2～3mm，几秒钟后退出，可反复点刺2～3次。每周治疗1次，3次为一疗程。局部治疗当日避免沾水，防止感染。

（四）预后判断

直接杀灭疣毒，一般1～3次消除。

（五）验案

周某，女，33岁，就诊时间：2016年8月2日。

主诉：手背生扁平丘疹2年余。

现病史：患者2年前手背可见密集的扁平丘疹，表面光滑，色淡红稍有光亮，每于进食肥甘厚味后加重。舌红，苔薄黄；脉微数。

西医诊断：疣。

中医诊断：扁疣（肺胃火盛证）。

治疗：疏风清热，泻肺胃之火。

取穴：疣体局部。予以毫火针点刺治疗。先用毫火针2支，烧针后对疣体点刺，每个疣体点刺2针。每周治疗1次。隔周复诊，疣体局部变黑。5次治疗后疣体消失，随访半年未有复发。

按语： 以毫火针点刺疣体以疏风清热泻火、破瘀散结、杀灭疣毒、消除疣体，使疣体局部会变黑、脱落，疗效显著。

（整理：朱海燕）

八、接触性皮炎

（一）概述

接触性皮炎是指皮肤或黏膜接触外界刺激物或过敏物质后，在其接触部位发生的急性炎症。根据其发病机制可分成两类，即变态反应性接触性皮炎和刺激性接触性皮炎。中医学常按接触物加以命名，如"粉花疮""漆疮""马桶癣""膏药风"等。其病因是由于人体禀赋体弱，又感毒外邪而致。

（二）临床表现

接触性皮炎的临床表现为红斑、肿胀、丘疹、水泡、痒灼感，皮损一般仅局限于接触部位，以露出部位为多见，境界边缘清楚，形态与接触物大抵一致，亦可因搔抓将接触物感染身体其他部位而发病，甚至引发全身反应，如发热、畏寒、头痛、恶心等。

（三）治疗

1. 处方

主穴： 阿是穴（皮损局部）、大椎。

2. 刺法

根据皮炎部位，选择患者舒适体位，常规消毒皮肤，先将 3 ～ 5 支毫火针烧红，点刺局部皮损处，密刺法。一般先选择 1 ～ 3 块皮损治疗，收效后再治疗其他皮损部位。患者再取俯卧位，在大椎穴处用毫火针点刺 2 ～ 3 次后拔罐，留罐 10 分钟，每周 2 次。6 次为一疗程。

（四）预后判断

本病一般 1 ～ 2 次毫火针治疗就明显收效。

（五）验案

秦某，女，33 岁，就诊时间：2011 年 5 月 20 日。

主诉： 双手掌皮疹伴瘙痒 5 天。

现病史： 患者 5 天前因装修房子刷漆，双手不慎接触油漆，引起双手掌起红色皮疹，瘙痒，无发热，自行服用抗过敏药，外用皮炎平软膏，未见好转。刻下症见：双手掌散在红色丘疹，大小不一，个别皮疹破溃，伴瘙痒，无发热，口渴，无尿频尿急，饮食可，睡眠差，二便可。舌红尖甚；脉滑细数。

西医诊断：接触性皮炎。

中医诊断：漆疮（火毒侵表证）。

治法：清热利湿，祛风止痒。

取穴：皮损局部。予毫火针配合拔罐治疗。先用毫火针 2～3 支，烧针后用密刺法点刺手掌皮损局部，再在大椎穴处用毫火针点刺 2～3 次后拔罐，留罐 10 分钟。治疗后患者自觉瘙痒缓解，嘱患者 24 小时内双手不要沾水。2 日后就诊，诉瘙痒明显减轻，皮疹处肿消结痂。继续用上法点刺皮疹局部。4 次治疗后瘙痒消除，皮疹痊愈。

按语：《外科启玄》曰："凡人感生漆之毒气，则令浑身上下俱肿，起疮如痱子，如火刺，刺而痛，皮肤燥烈。"接触性皮炎多因禀性体弱，皮毛腠理不密；或素为湿热内蕴之人，接触某种物质，如药物、化纤之品、花草等，毒发于皮毛，造成营卫不和，郁而化热，搏于气血，发于肌肤而成此病。治疗主要以清热凉血解毒、调和营卫、健脾利湿为法则。

毫火针以热引热，清除局部皮损"热毒"，引邪外出。大椎为督脉穴，督脉为诸阳之海，统摄一身阳气，故用大椎放血退热，疏畅督脉。

（整理：陈跃辉）

九、酒渣鼻

（一）概述

酒渣鼻，又称玫瑰痤疮，是一种主要发生于面部中央的红斑和毛细血管扩张的慢性炎症性皮肤病，因鼻色紫红如酒渣故名酒渣鼻。《外科大成·酒兹鼻》云："酒兹鼻者，先由肺经血热内蒸，次遇风寒外束，血瘀凝滞而成，故先紫而后黑也。"由肺胃积热上蒸，复遇风寒外袭，血瘀凝结而成；或嗜酒之人，酒气熏蒸，复遇风寒之邪，交阻肌肤所致。

西医亦称之为酒渣鼻。多见于 30～50 岁中年人，女性多见。病因尚不十分清楚，可能是在皮脂溢出的基础上，由于体内外各种有害因子的作用，使患部血管舒缩神经功能失调，毛细血管长期扩张所致，毛囊虫及局部反复感染是发病重要因素。

（二）临床表现

酒渣鼻的皮损以红斑为主，好发于鼻尖、鼻翼、两颊、前额等部位，临床多见局部皮肤肥厚，特别是鼻周围，看上去像红球，称为肥大性酒渣鼻。症状表现分为三期。

①红斑期：红斑初发于鼻尖和鼻翼，红斑进而持续不退，并伴毛细血管扩张。

②丘疹脓疱期：鼻尖及其两侧面颊出现丘疹、脓疱，毛细血管扩张更明显。

③鼻赘期：由于长期慢性充血，致使鼻部结缔组织增生，鼻尖肥大形如鼻赘，表面高低不平，皮脂腺口扩大，能挤出白色黏稠的皮脂，毛细血管扩张更显著。

（三）治疗

1. 处方

主穴：阿是穴（病损局部）、印堂、迎香、颧髎。

2. 刺法

患者仰卧位，常规消毒皮肤，将2支1寸毫针烧红，密刺法点刺局部皮损处，快进快出，出针后必有血液流出，用消毒干棉球擦拭干净。每周1次，3次为一疗程。

（四）预后判断

一般治疗3次即愈。

（五）验案

赵某，男，46岁，就诊时间：2010年6月10日。

主诉：鼻部及两侧发红伴丘疹10年。

现病史：患者10年前因醉酒后吹风，出现鼻部及双侧发红，轻微痒感，未见皮疹。患者常年嗜酒吸烟，鼻部红斑皮疹日渐增多，皮肤增厚，丘疹呈绿豆大小，口渴，口中黏腻，大便干结，小便偏黄。刻下症：鼻部及双侧皮肤色红，散在分布数个丘疹，个别已成脓疱，无疼痛，皮肤瘙痒，口渴，偶有口苦，大便干。舌红，苔黄腻；脉滑数。

西医诊断：酒渣鼻。

中医诊断：酒渣鼻（肺胃热盛证）。

治法：泻火解毒，除湿止痒，散结消肿。

取穴：皮损局部、印堂、迎香、颧髎穴、合谷、曲池、大椎。予毫火针配合拔罐治疗。先局部消毒后，用毫火针 2 支，烧针后密刺法点刺鼻部皮损局部，并在印堂、迎香、颧髎穴、合谷、曲池处毫火针点刺快进快出，再在大椎穴处用毫火针点刺 2～3 次后拔罐，留罐 10 分钟。治疗后患者自觉瘙痒缓解，嘱患者 24 小时内面部不要沾水。次周后就诊，诉瘙痒明显减轻，脓疱结痂，鼻部红斑及丘疹较前消退，大便较前好转。继续用上法点刺皮疹局部及配穴，大椎点刺放血。3 次治疗后皮疹已经全部消除，鼻部颜色恢复正常，皮肤变薄。

按语：此患者常年嗜酒吸烟，肺胃积热、蓄积热毒，还有感寒、热激、血瘀等病因，致使鼻部皮肤发红，皮质增厚，丘疹日渐增大，并有个别发展为脓疱。毫火针取局部皮损，直达病所，引热散邪，散结消肿；印堂、迎香、颧髎以疏通肺经、大肠经、小肠经热为主；合谷、曲池泻肺胃之火，凉血散邪；大椎通阳泄热；血海活血行滞、列缺宣肺理气，两穴合用，加强疏通气血的功效。毫火针治疗此病收效快。

（整理：陈跃辉）

十、癣

（一）概述

由致病性真菌寄生在人体的光滑皮肤上（除手、足、毛发、甲板以及阴股部以外的皮肤）所引起的浅表性皮肤真菌感染，统称为体癣。当致病性真菌侵犯人体表面的角质层后，可引起很轻的炎症反应，发生红斑、丘疹、水疱等损害，继之脱屑，常呈环状，故俗称"圆癣"或"钱癣"。

中医学文献中有关本病的名称颇多，但都以其形态命名，如"金钱癣""铜钱癣""环癣"和"荷叶癣"等。

（二）临床表现

由于导致体癣的病原真菌种类较多，每个患者的体质与抵抗力又不相同，加上卫生习惯的差别等因素，体癣的临床症状多种多样。疾病开始时皮损分散，当逐渐扩大后，可互相融合重叠，有时甚至泛发至全身，尤其是一些患有免疫缺陷病或应用免疫抑制剂、皮质类固醇、抗肿瘤药物等的患者，皮损部位可很广泛。由于机体防御能力的作用，环形损害的中心可自愈脱屑，边缘高起成圈状，也可有活动性红斑、丘疹及水疱或脱屑，中央则平坦脱屑或有色素沉着。儿童的体癣可呈几个圈，彼此重叠成花环状，形态甚为特殊。以多汗、潮湿、易受摩擦的部位多见，特别是腰部、腋窝和颈部，亦可发生于面部、躯干和四肢，常有瘙痒。

隋代《诸病源候论·癣病诸侯》记载"圆癣之状，作圆文隐起，四畔赤，亦痒痛是也""癣病之状，皮内隐疹如钱文，渐渐增长，或圆或斜，痒痛有匡，郭里生虫，搔之有汁，均因虫淫致病。究其病因，乃系肥胖痰湿之体，外受风、湿、热、虫侵袭皮肤所致。故其发生，皆由风湿邪气，客于腠理，复伍寒湿，与气血相搏，则气血痼涩，发此疢也"。

（三）治疗

1. 处方

主穴：阿是穴（局部皮损）、合谷、曲池、丰隆、足三里。

阿是穴：皮损局部。

2. 刺法

根据患者皮损部位选择舒适体位，常规消毒皮肤，先将 3～5 支毫火针烧红，密刺法点刺局部皮损处，一般先选择 1～3 块皮损治疗，收效后再治疗其他皮损部位。然后再将 2 支 1 寸毫针烧红，点刺其他穴位，每穴点刺 1～2 次。每周治疗 1 次。6 次为一疗程。

可加用局部回旋灸治疗。第一步，选定灸疗范围（以略大于病变局部外围为度）；第二步，将艾条燃端先在选定的病变局部烤灸，离皮肤表面约 2～3cm，至局部有灼热感；第三步，即在此距离作平行往复回旋施灸，每次灸 20～30 分钟。视病灶范围，可延长灸治时间。以局部潮红，皮下有麻痒如虫行感为度。每日 1 次，15 次为一疗程。

（四）验案

王某，女，42 岁，就诊时间：2011 年 4 月 12 日。

主诉：发现左前臂红斑伴瘙痒 8 天。

现病史：患者 8 天前发现左前臂有铜钱大小孤立性片状红斑，上覆少量鳞屑，边界清楚，伴瘙痒。自行应用外用药物（百多邦）后，红斑周围起皮疹，红斑未见缩小，仍瘙痒。追问病史，患者 2 周前曾抱过猫，上肢皮肤与猫毛直接接触，患者诉猫无任何疾病。

西医诊断：接触性体癣。

中医诊断：铜钱癣（虫淫侵表，湿热内蕴证）。

治法：清热利湿，解毒止痒。

取穴：皮损局部、合谷、曲池、丰隆、足三里。予毫火针配合回旋灸治疗。先用毫火针 3 支，烧针后点刺皮损局部周围及中心，在合谷、曲池、丰隆、足三里穴处毫火针点刺快进快出，再在皮损局部配合回旋灸治疗，持续 20 分钟。治疗后体癣局部可见毫火针点刺后针孔，患者自觉瘙痒缓解，嘱患者多饮水，24 小时内不要洗澡，并在家进行艾灸治疗，尽量不直接接触猫狗等动物。次周就诊，诉瘙痒明显减轻，皮疹处结痂脱落，局部红斑颜色变淡，未见红斑范围扩大。继续用上法点刺皮疹、红斑局部及配穴，配合回旋灸治疗。3 次毫火针治疗后皮疹红斑已经全部消除，瘙痒基本缓解。

按语：毫火针借火之高热，一能温通扶阳以助正气，二能祛邪灭毒，有效杀灭局部真菌，促进皮损愈合。合谷、曲池疏风解毒、清热止痒，合谷为大肠经原穴、曲池为大肠经合穴，两穴合用，属原穴、合穴相配，双调气血，清理上焦，而且大肠经与肺经相表里，肺主皮毛，故两穴合用可泄热解毒，除湿止痒，用以治疗皮肤疾患；足三里、丰隆为足阳明胃经腧穴，功善健脾胃，祛湿化痰。体癣多因风邪夹杂火、热、湿、虫毒等邪气，郁伏于肌表腠理所致，根据"火郁者发之"的理论，采用毫火针局部点刺配合艾灸的方式，引动伏火，使邪气透散，达到改善症状、治疗疾病的效果。

（整理：陈跃辉）

十一、神经性皮炎

（一）概述

神经性皮炎又称慢性单纯性苔藓，是以阵发性皮肤瘙痒和皮肤苔藓化为特征的慢性皮肤病。为常见皮肤病，多见于成年人，儿童一般不发病。中医学属"牛皮癣""顽癣""摄领疮"的范畴。

（二）临床表现

本病初发时仅有瘙痒感，而无原发皮损，由于搔抓及摩擦，皮肤逐渐出现粟粒至绿豆大小的扁平丘疹，圆形或多角形，坚硬而有光泽，呈淡红色或正常皮色，散在分布。因有阵发性剧痒，患者经常搔抓，丘疹逐渐增多，日久则融合成片，肥厚、苔藓样变，表现为皮纹加深、皮嵴隆起，皮损变为暗褐色，皮肤干燥，有细碎脱屑。斑片样皮损边界清楚，边缘可有小的扁平丘疹，散在而孤立。皮损斑片的数目不定，可单发或泛发周身，大小不等，形状不一。

本病好发于颈部两侧、项部、肘窝、腘窝、骶尾部、腕部、踝部，亦见于腰背部、眼睑、四肢及外阴等部位。皮损仅限于一处或几处为局限性神经性皮炎；若皮损分布广泛，甚至泛发于全身者，称为播散性神经性皮炎。

（三）治疗

1. 处方

主穴： 阿是穴（病损局部）、合谷、曲池、血海、膈俞。

2. 刺法

根据患者皮损部位选择舒适体位，常规消毒皮肤，先将 3 ～ 5 支毫火针烧红，密刺法点刺局部皮损处，一般先选择 1 ～ 3 块皮损治疗，收效后再治疗其他皮损部位。然后再将 2 支 1 寸毫针烧红，点刺其他穴位，快进快出，每穴点刺 1 ～ 2 次。每周治疗 1 次，6 次为一疗程。

（四）验案

郑某，男，32 岁，就诊时间：2011 年 6 月 10 日。

主诉： 腰骶部红疹伴瘙痒 1 年，加重 2 周。

现病史： 患者 1 年前无明显诱因出现腰骶部红疹，皮肤瘙痒难耐，自行外用止痒药膏效果不明显，就诊于当地人民医院皮肤科，诊断为神经性皮炎，予外用药膏、口服中成药止痒，皮肤瘙痒反复发作，有时影响睡眠，搔抓后腰背部皮肤逐渐增厚、粗糙，抓痕血痂伴色素减退，近 2 周瘙痒症状加重，药物无法控制。刻下症见：腰骶部皮肤瘙痒，影响睡眠，腰背部皮肤增厚、粗糙，触之碍手，大小约 3cm×5cm。舌暗红，苔黄腻；脉滑数。

西医诊断： 神经性皮炎。

中医诊断： 牛皮癣（血热风燥夹瘀证）。

治法： 祛风止痒，清热解毒，化瘀散结。

取穴： 皮损部位、合谷、曲池、血海、膈俞。予毫火针点刺治疗。先用毫火针 3 支，烧针后先环绕皮损点刺，再点刺皮损中心，最后点刺双侧合谷、曲池、血海、膈俞穴，快进快出。治疗后患者自觉瘙痒缓解，嘱患者 24 小时内不要洗澡。次周就诊，诉瘙痒明显减轻，局部皮肤泛红，丘疹部分结痂脱落。继续用上法点刺皮疹局部及配穴。六次治疗后瘙痒基本消除，皮疹消失，皮肤颜色恢复正常，皮肤恢复平整。

按语： 神经性皮炎的主要症状是皮肤瘙痒，治疗当以止痒为要务。本病多因情志不遂、肝气郁结、郁而化火，日久耗伤阴血，血虚化燥生风，肌肤失去濡养而发病。故秉承"治风先治血，血行风自灭"的治疗原则，毫火针借火之高热，一能温通气血，养血息风止痒，二能祛邪灭毒，可以有效杀灭局部"癣毒"，且能促进皮损区微循环加快，有利于炎症和代谢物的吸收，从而达到消炎、镇痛、止痒之功。选取合谷、曲池、血海、膈俞，达到祛风除湿止痒、泄热解毒的目的，以疏其滞、通其络，促进气血流动，加强营养，增强局部抵抗力，从而达到治疗本病的目的。

（整理：陈跃辉）

十二、银屑病

（一）概述

银屑病俗称"牛皮癣"，是一种慢性炎症性皮肤病，病程较长，有易复发倾向，有的病例几乎终生不愈。本病的病因至今尚不十分清楚，银屑病是免疫介导的炎症性皮肤病，其发病与炎症细胞浸润和炎症因子有关；也可能涉及遗传、内分泌因素、精神神经因素等。该病发病以青壮年为主，对患者的身体健康和精神状况影响较大。中医属"白疕""疕风""松花癣"范畴。

（二）临床表现

银屑病的临床表现以红斑、鳞屑为主，全身均可发病，以头皮、四肢伸侧较为常见，多在冬季加重。初起可表现为粟粒至绿豆大炎性红色丘疹，一部分皮损可逐渐扩大或融合成为棕红色斑块，边界清楚，表面覆盖多层干燥银白色鳞屑。轻轻刮除表面鳞屑，则渐露出一层淡红发亮的半透薄膜，刮除薄膜即达到真皮乳头层的顶部，此处毛细血管刮破会出现小血点。鳞屑、薄膜和点状出血是本病的临床特征，自觉症状是不同程度的瘙痒。

（三）治疗

1. 处方

主穴： 阿是穴（皮损局部）、合谷、曲池、血海、膈俞、三阴交。

配穴： 足三里、肺俞，瘙痒、皮损多发于四肢加风市，多发于头皮加风池，多发于躯干加风门。

2. 刺法

根据皮损部位患者选择舒适体位，常规消毒皮肤，先将3～5支毫火针烧红，密刺法点刺局部皮损处，一般先选择1～3块皮损治疗，收效后再治疗其他皮损部位。然后再将2支1寸毫针烧红，点刺其他穴位，每穴点刺1～2次，出针后如有出血或组织液流出，用消毒干棉球擦拭干净即可。局部皮损处可加用温和灸治疗。每周治疗1次。6次为一疗程。

（四）验案

李某，男，58岁，就诊时间：2010年10月20日。

主诉： 双大腿外侧皮疹伴瘙痒3月。

现病史： 患者3个月前无明显诱因出现双大腿外侧起皮疹伴脱屑，瘙痒难耐，不停搔抓，自行外用派瑞松，未见好转。遂就诊于广安门医院皮肤科，诊断为银屑病，予口服汤药加外用洗药，瘙痒及皮疹轻微减退，但仍影响正常生活。现患者来黄主任处寻求针灸治疗。查体见：双大腿外侧皮疹，局部皮肤干燥，基底泛红，面积约25cm×5cm，厚度约2mm，上覆一层松散白色鳞屑，因患者抓挠，可见散在细小出血点。舌暗有瘀斑，苔薄黄；脉涩沉。

西医诊断： 寻常型银屑病。

中医诊断： 白疕（血瘀证）。

治法： 活血化瘀，祛风止痒。

取穴： 皮损局部、合谷、曲池、血海、膈俞、肺俞、足三里、风市。予毫火针配合温和灸治疗。先用毫火针 3 支，烧针后点刺皮损局部，采用密刺法；随后用毫火针点刺双侧合谷、曲池、血海、膈俞、肺俞、足三里、风市穴，快进快出；最后在局部皮损处行温和灸治疗，持续 20 分钟。治疗后患者自觉瘙痒有所缓解，可以忍受，嘱患者 24 小时内皮损局部不要接触水，并在家进行艾灸治疗。次周就诊，诉瘙痒明显减轻，部分皮疹处结痂脱落。继续用上法点刺皮疹局部及配穴，配合温和灸治疗。6 次治疗后皮疹已经全部消除，瘙痒基本缓解。

按语： 中医学认为银屑病的发病机制有二，一为禀赋血热之体，受风寒或风热之邪侵袭，以致毛窍闭塞不通，气血运行不畅，阻于肌表而发病，或湿热内蕴，外受风湿，内外合邪，痹阻经络，阻于肌表而发病；二是由于久病气血耗伤，营血不足，生风生燥，经络阻滞，气血瘀滞，肌肤失养而病生，或因肝肾不足，冲任失调，使得营血亏虚。

毫火针借火热之力，既能温通气血，养血息风，又能祛邪灭毒，可以有效杀灭局部"疤毒"。本例患者舌暗有瘀斑，苔薄黄，脉涩沉，属血瘀证，合谷、血海等通调经络，行气活血；取曲池清泄郁热；围刺皮损局部以疏通局部气血。患者病变部位在大腿外侧，加用风市穴祛风止痒；病情顽固者，因肺主皮毛，取肺俞以治其本，刺膈俞以治其标，"血行风自灭"，再配足三里，加强养血活血之功，标本同治，促进迅速康复。

（整理：陈跃辉）

十三、白癜风

（一）概述

白癜风是由于皮肤的黑素细胞缺失引起的一种常见的皮肤色素脱失病，各年龄段均可发病，以青少年最为多见。其发病机制目前尚不明确，紫外线照射、精神紧张、各种电离辐射、化学物质刺激是本病的主要诱因。白癜风大多病程较长，治疗难度大，且治疗方法多种多样。

中医称白癜风为"白毋奏""白处""龙舐""白癞""白驳风""癜风""白定风"等。中医认为白癜风主要涉及肺、心、肝、脾等，与外风、外湿、内热、气、血有关，病在皮肤腠理，气血不和、气滞血瘀为主要病机。

（二）临床表现

白癜风的皮损为色素脱失斑，常为乳白色，也可为浅粉色，表面光滑无皮疹。白斑边界清楚，边缘色素较正常皮肤增加，白斑内毛发正常或变白。病变好发于受阳光照射及摩擦损伤部位，病损多对称分布。白斑还常按神经节段分布而呈带状排列。除皮肤损害外，口唇、阴唇、龟头及包皮内侧黏膜也常受累。性别无明显差异，各年龄组均可发病，但以青少年好发。本病多无自觉症状，少数患者在发病前或同时有患处局部瘙痒感。分型如下：

1. 局限型

①局灶型：一处或多处白斑局限在一个区域，但不呈节段分布。

②单侧型（节段型）：一处或多处白斑呈节段分布，在中线处突然消失。

③黏膜型：仅累及黏膜。

2. 散在型

①寻常型：广泛且散在分布的白斑。

②面部肢端型：分布于面部和四肢。

③混合型：节段型、面部肢端型和／或寻常型混合分布。

3. 泛发型

全部或几乎全部色素脱失。90% 以上的白癜风是散在型，剩余的白癜风中局限型比泛发型更多。

据病损处色素脱失情况又可将该病分为完全型与不完全型两种。前者对二羟基苯丙氨酸（DOPA）反应阴性，黑素细胞消失，治疗反应差。后者对 DOPA 反应阳性，黑素细胞未消失仅为数目减少，治愈几率大。

（三）治疗

1. 处方

主穴：阿是穴，即白癜风患处。

2. 刺法

患者取舒适体位，充分暴露患处。常规消毒白斑部位，医生用右手将 3 ～ 5 支 0.35mm×25mm 的毫针烧红，手腕发力，将针头快速刺入白斑部位，深度约 2mm，每个针孔间距 3 ～ 5mm。每周 1 次，连续治疗 12 次为一疗程。可以配合局部温和灸治疗。

（四）预后判断

毫火针对小面积、散发性、局限性、发病时间不长的白癜风患者有效。

（五）验案

王某，女，54岁，就诊时间：2012年7月12日。

主诉： 右前额处出现白斑10年余。

现病史： 患者于2002年初发现右前额处出现2cm×2cm大小白斑，经多所医院诊治至今未愈，白斑面积增大为3.5cm×6cm，局部无不适感，时有胃脘胀满、纳食少。舌红，苔白腻；脉濡。

西医诊断： 白癜风。

中医诊断： 白驳风（脾胃虚弱证）。

治法： 调和脾胃，益气养血，润肤祛斑。

取穴： 阿是穴（即白斑处）。施以毫火针点刺。将3支0.35mm×25mm的毫针烧红，点刺入白斑部位，深度约2mm，每个针孔间距3～5mm。每周1次，连续治疗12次为一疗程。治疗1次后白斑处即显红润，治疗3次后，患者皮损白斑周边皮损改善为正常肤色，面积减小至3.0cm×5.5cm，白斑中有色素岛出现，胃脘部症状及纳食状况改善。一疗程后皮损肤色正常，胃纳可。后巩固治疗6次，半年后随访，未再复发。

按语： 白癜风属于中医学"白癜""斑驳"等范畴，大多医家认为该病的病因是外感风寒湿邪，造成局部脉络瘀阻、气血失和。毫火针是将针尖火烧后快速刺入治疗部位，借火之力，具有温阳散寒、祛风除湿的功效，作用于局部可以疏通经络、通畅气血。现代研究也表明局部刺激可以促进白癜风皮损的血液循环，加强局部营养供给，激发酪氨酸酶活性，促进黑色素生成，从而有效治疗白癜风。对发病时间短的局限性、散发性、小面积的白癜风收效好。白斑皮损恢复正常后，应巩固治疗一段时间，间隔可以从1周治疗1次改为2周1次，仍无复发再1个月治疗1次。对发病时间长、大面积、泛发型的白癜风毫火针治疗收效欠理想。引起白癜风的发病因素很多，需要专业的仪器检查后才能确定。白癜风最大的特点就是容易发展，建议患者及早治疗，以免延误病情，错过最佳的治疗时间，到时不仅加大治疗难度不说，治疗费用也会相对增加。

（整理：臧志伟）

十四、黏膜白斑病

（一）概述

黏膜白斑是发生在黏膜上的，以角化过度和上皮增生为特点的白色斑点或块。皮肤科的黏膜白斑包括了口腔和外阴两个部位的病变。口腔白斑的好发部位是舌背、舌腹、唇、腭、口底、牙龈等。过去许多医学家把黏膜白斑病看成是癌前期病变，但经过大量的观察与研究证明了黏膜白斑大多数属于良性病变。

中医学认为黏膜白斑病是全身疾病在黏膜局部的表现，病机主要为正气虚弱、气滞血瘀、痰湿凝聚等。

（二）临床表现

黏膜白斑的早期损害为患部呈淡白色小点或细条状，无任何自觉症状，之后患处渐渐对热性饮食或咸辣食物敏感，局部有针刺感或轻度疼痛，重者有烧灼感或刺激感。如上皮角化程度较重，可有粗糙、口干或进食乏味等症状。数月后，黏膜上出现大小不等、乳皮样扁平隆起的条块状斑片，或互相融合成大片，表面往往有光泽，以后渐渐增厚变硬，紧附在黏膜上，强力刮除则引起出血。此时局部有瘙痒或触痛，搔抓后患部充血、肿胀、变红、轻微外伤引起流血，严重者患处有皲裂或溃疡。颊黏膜白斑可误认为是颊黏膜扁平苔藓，或念珠菌病。外阴黏膜白斑要和白癜风、萎缩硬化性苔藓、女阴干枯及念珠菌病区别，部分还应和盘状红斑狼疮鉴别。

（三）治疗

1. 处方

主穴：阿是穴，即白斑局部。

2. 刺法

毫火针点刺白斑局部。令患者充分暴露患处，缓解其紧张情绪。常规消毒后，用 2～3 支 0.35mm×25mm 毫火针烧红，快速、准确点刺黏膜白斑处，密刺法，每周 1 次，6 次为 1 个疗程。

（四）预后判断

毫火针对小面积、发病时间不长的黏膜白斑治疗效果好。大多数患者

3～5 次治疗就见效。

（五）验案

何某，女，27 岁，就诊时间：2016 年 8 月 3 日。

主诉：发现阴部白斑 1 年多。

现病史：患者于 2015 年初体检时发现阴部白斑，无明显不适，查阴道与阴蒂之间白斑，约 2cm×1.5cm 大小，边界清楚。

西医诊断：黏膜白斑病。

中医诊断：外阴白斑（湿毒下注证）。

治法：祛湿，解毒，除斑。

取穴：取阿是穴（即白斑局部）。毫火针点刺。毫火针烧针后点刺，从边缘向中心密刺。每周治疗 1 次。第 1 次治疗后阴部白斑处即显红润，治疗一疗程后患者阴部白斑面积减小至 0.5cm×1cm，第二疗程治疗后局部颜色恢复正常，之后再巩固治疗 2 次。半年后随访，未再复发。

按语：中医理论认为，黏膜白斑是一种全身性病证，因气血不畅而致机体失衡，气血瘀积，湿毒积聚而成。毫火针借火热之力，可以刺激局部皮肤，促进局部血液循环，加强局部皮肤组织的营养，旨在活血化瘀，使气血通畅，改善微循环及上皮角化，提高机体免疫功能，点刺局部皮损既有温热刺激，又有局部刺激，具有温养、化瘀生新、引邪外出之功效。以达到血气调和、活血生新的作用，达到消斑目的。

（整理：臧志伟）

十五、雀斑

（一）概述

雀斑是一种常见的面部斑点状色素沉着皮肤病，其颜色如同雀卵上的斑点，故名雀斑。本病发病机制比较复杂，一般认为与遗传因素、日晒因素有关。本病最常见于鼻面部，始发于学龄前儿童，少数自青春期发病，女性多于男性，多伴有家族史。皮损无自觉症状，但可影响心理健康。

雀斑亦称"夏日斑"，中医又称"雀斑""雀子斑"，其病因多因火郁孙络血分或肺经风热所致。

（二）临床表现

雀斑多在 3 ～ 5 岁左右出现皮损，女性较多，其数目随年龄增长而逐渐增加。好发于面部，特别是鼻部和两颊，可累及颈、肩、手背等暴露部位，非暴露部位无皮疹。损害为浅褐或暗褐色，从针头大小到绿豆大斑疹，直径一般在 2mm 以下，圆形、卵圆形或不规则；散在或群集分布，孤立不融合；无自觉症状；夏季经日晒后皮疹颜色加深、数目增多，冬季则减轻或消失。常有家族史。

（三）治疗

1. 处方

取穴：雀斑处。

配穴：风池、大椎、合谷、足三里、蠡沟、血海。两侧交替使用。

2. 刺法

令患者仰卧，充分暴露患处，常规消毒后，将 2 支 0.35mm×25mm 毫火针烧红，快速、准确点刺雀斑处。进针深度 1mm，根据患者面部雀斑的多少，面积的大小，分期、分批点刺治疗。雀斑处治疗后再点刺风池、大椎、合谷、足三里、蠡沟、血海。两侧交替使用。每周治疗 1 次，10 次为一疗程。

（四）验案

李某，女，22 岁，就诊时间：2016 年 7 月 20 日。

主诉：颜面出现褐色小斑 2 年。

现病史：患者于 2 年前在鼻梁和两侧脸颊处开始出现浅褐色小斑点，针尖至米粒大小，直径 1mm 左右，夏天光照后斑点颜色明显加深，冬天颜色变浅。时伴神倦乏力，性情急躁。苔薄白；脉细涩。

西医诊断：雀斑。

中医诊断：雀子斑（火郁孙络血分证）。

治法：养血活血，散邪祛斑。

取穴：取阿是穴（雀斑局部）。毫火针点刺。交替选择两侧脸颊处内侧或外侧雀斑治疗。分批点刺，快速、准确点刺雀斑处，进针深度 1mm，之后再点刺风池、大椎、合谷、足三里、蠡沟、血海。每周治疗 1 次,10 次为一疗程。治疗 4 次后雀斑颜色变淡。治疗 3 个疗程后雀斑数量减少一半，颜色明显变浅。

按语：中医学认为雀斑是肾水不足，虚火上蕴，郁于孙络血分；风邪外搏，肝肾阴虚，阴不制阳，以至亢盛于上，发为本病。毫火针具有温阳、活血、养血、行气、散邪的作用，局部点刺和配合体穴，可鼓舞气血运行，调和气血，营养面部，从而达到消除雀斑的目的。

（整理：臧志伟）

十六、黄褐斑

（一）概述

黄褐斑是临床常见的一种获得性色素增加性皮肤病，好发于面颊部，常呈左右对称、蝶形分布，其次是在前额、鼻部。黄褐斑多见于中青年已婚已育女性，除了影响容貌外，还会为女性带来焦虑和不悦，影响日常生活。现代研究黄褐斑发生的原因可能是不良生活习惯、遗传因素、紫外线照射、妊娠、焦虑抑郁、口服避孕药或抗癫痫药物等。

黄褐斑，中医又称"肝斑""面尘""黧黑斑"，对称呈蝴蝶状者称"蝴蝶斑"。孕妇患病称"妊娠斑"。黄褐斑虽然发病在表，而病因在内，五脏失调皆可引起面色失华，其中与肝、肾、脾三脏关系密切。

（二）临床表现

黄褐斑是一种后天性色素过度沉着的皮肤病。皮损一般呈淡褐色、深褐色或黑褐色斑片，有明显界限，边缘呈不平整分布。形状有如地图或蝴蝶，一般以对称形式分布在面部。表面光滑平整，无鳞屑存在，临床为不自觉症状，一般在日晒之后恶化。

（三）治疗

1. 处方

局部取穴：黄褐斑局部；

远端取穴：气海、关元、肝俞、脾俞、肾俞、足三里、三阴交。

2. 刺法

患者取仰卧位，充分暴露面部，常规消毒后，医生用右手将2支0.35mm×25mm的毫针烧至通红，然后快速、准确点刺黄褐斑处，快进快出，进针深度约1mm，操作过程中注意力度轻柔，针刺破皮要迅速，不可过深，避免遗留瘢痕，8 小时内不可使面部沾水，防止感染。艾灸气海、关元，普通针刺肝俞、脾俞、肾俞、足三里、三阴交，也可在足三里、三阴交两穴处温针灸。每周治疗 1 ～ 2 次，10 次为一疗程。

（四）验案

张某，女，35 岁，就诊时间：2016 年 7 月 11 日。

主诉： 两侧颧部对称性黄褐色斑 1 年。

现病史： 患者 1 年前两侧颧部开始出现对称性黄褐色斑，面色无华，夏季斑色明显加深，平素易怒乏力，腹胀，时有腹泻，经前乳房胀痛，白带多，行经腹痛，有血块。舌淡胖，边有齿痕；脉弦细。

西医诊断： 黄褐斑。

中医诊断： 肝斑（肝郁脾虚证）。

治法： 调和冲任，疏肝解郁，健脾利湿。

取穴： 阿是穴（黄褐斑局部）。施以毫火针点刺，快进快出，深度 1mm 即可，不可过深，以免留下瘢痕。艾灸气海、关元，普通针刺肝俞、脾俞、肾俞、足三里、三阴交，留针 20 分钟，每周治疗 1 次，10 次为一疗程。3 次治疗后，患者白带明显减少，黄褐斑颜色变淡。一疗程后，黄褐斑已基本消退，肤色恢复正常，月经不调明显改善。

按语： 中医学认为，黄褐斑病发在皮，其病在内，气血乃人体生命活动的物质基础，气行则血行，气滞则血凝，气血的产生运行与脏腑经络紧密相连，脏腑有病必然累及经络，气血运行受阻，就会沿着经络循行的部位发生病变。本病与肝、脾、肾三脏关系密切，一是肝气郁滞，血郁于面；二是脾虚不能生化精微，气血运行，肌肤失养；三是肾水亏而不能制火，虚火内蕴，郁结不散，阻于皮肤所致。毫火针疗法利用热能刺激，点刺局部皮损既有温热刺激，又有局部刺激，具有温养、化瘀生新、引邪外出之功效。毫火针疗法使局部血管扩张，血液循环得到改善，还可使病变区域代谢增强，有利于炎症等病理反应的消失和营养皮肤正常组织。

（整理：臧志伟）

十七、斑秃

（一）概述

斑秃是一种以斑片状脱发为主要临床特征的非瘢痕性脱发，常发生于身体有毛发的部位，局部皮肤正常，无自觉症状。该疾病在皮肤科疾病中较为常见，发病速度较快，恢复速度较慢。斑秃的引发机制具有复杂性，现代研究与神经精神因素和遗传有直接关系，同时与自身免疫存在着相关性，若不能采取有效的治疗措施，会对患者的生活质量造成严重影响。

中医学把斑秃归属"油风"范畴，有"毛拔""发脱""发坠""毛落""鬼剃头"等病名。历代医家认为本病的发生机理多为肝、肾、气、血功能不调，风邪侵入，导致经络不畅，发根失养，头发失荣脱落所致。

（二）临床表现

斑秃的皮损表现为圆形或卵圆形非瘢痕性脱发，在斑秃边缘常可见"感叹号"样毛发。头发全部或几乎全部脱落，称为"全秃"；全身所有的毛发（包括体毛）都脱落，称为"普脱"；沿头皮周缘呈潜行性的带状脱发称为"匍行性脱发"。

（三）治疗

1. 处方

主穴：阿是穴（斑秃区）。

2. 刺法

常规消毒后，将3支0.35mm×25mm的毫针在火焰上烧至通红，对准斑秃区速刺疾出，从脱发区边缘向中心密刺，刺破即可，进针深度1～2mm，无需过深，以少量出血为度。治疗后嘱咐患者24小时内不要洗头或局部不要沾水，同时忌烟酒、辛辣及海鲜食品。每周治疗2次，12次为一疗程。

（四）验案

林某，男，36岁，就诊时间：2016年5月8日。

主诉：头顶部两处斑秃1年。

现病史：患者1年前因工作调动不顺心，情绪压抑不舒，失眠多梦，随后头顶部大量脱发，形成两处斑秃，经西医外敷药物治疗，效果不明显，脱发范围继续扩大。目前大者约 5cm×4cm，小者约 2cm×2.5cm，伴头皮瘙痒，唇红。舌赤；脉弦数。

西医诊断：斑秃。

中医诊断：油风（血热生风证）。

治法：清热凉血，祛风生发。

取穴：斑秃区。毫火针点刺。将 3 支 0.35mm×25mm 的毫针在火焰上烧至通红，对准斑秃区点刺，速刺疾出，从脱发区边缘向中心密刺，进针深度 1～2mm，以少量出血为度。每周治疗 2 次。6 次治疗后见斑秃区有粗壮均匀的黑色毛发长出。一疗程（12 次）后，见局部毛发增多。治疗两疗程后，斑秃区毛发全部长出。

按语：斑秃又名圆形脱发，俗称"鬼剃头"，属于中医学的"油风"范畴。本病乃由七情失调、饮食不和、劳倦过度、久病、重病、产后或先天不足，造成脏腑虚损，气血失调，毛根空虚，毛发失养所致。其病因与肝肾不足，气血虚弱，或因血热生风、或与血瘀有着密切的关系。毫火针将热能直接导入患者体内，激发阳气以温通经络。点刺局部皮损既有温热刺激，又有局部刺激，具有温养、化瘀生新、引邪外出之功效。以达到血气调和、活血生新的作用，使毛发得以再生。

（整理：臧志伟）

十八、脂肪瘤

（一）概述

脂肪瘤是发于皮里膜外，由于脂肪组织过度增生而形成的良性肿瘤。其特点是软似绵，肿似馒，皮色不变，不紧不宽，如肉之隆起。相当于中医的"肉瘤"。而西医所称的肉瘤是指发生于软组织的恶性肿瘤，如脂肪肉瘤、纤维肉瘤等，与本病有质的区别，临证中不可混淆。

（二）临床表现

浅表脂肪瘤除了局部肿块外几乎不引起任何症状。可为单发也可为多发，大小可以从几毫米至几十厘米不等。肿瘤生长缓慢，质地柔软，边界清楚，呈分叶状，推之活动度良好，活动时可引起皮肤凹陷。很少引起疼痛，出现疼痛常常是由于大的脂肪瘤压迫外周神经导致的后期症状。深部或筋膜下脂肪瘤可引起各种症状，取决于它们的部位和大小。如手术脂肪瘤可引起活动滞涨感或活动受限。较大的纵隔脂肪瘤可引起呼吸困难或心悸。

（三）治疗

1. 处方

治法：活血化瘀，温化痰湿。

主穴：阿是穴（局部包块）。

2. 刺法

患者取合适体位，充分暴露病变部位，常规消毒皮肤，将3支1寸毫针烧红，快进快出，阿是穴点刺，可多次点刺治疗，进针深度3～5mm。后再予以拔罐治疗，留罐10分钟。每周1次，3次为一疗程。

（四）预后判断

体积小而表浅的脂肪瘤一般治疗1～3次瘤体消除。

（五）验案

薛某，男，38岁，就诊时间：2018年3月18日。

主诉：发现右上肢前臂脂肪包块1年，加重1月。

现病史：1年前偶然发现右上肢前臂有一蚕豆大小包块，不痛不痒，不红肿，稍微突出皮肤表面，推之不能活动，未予重视，未经诊治，1个月前闲时发现上述包块变大，约有半个鸡蛋黄大小，在家人的推荐下来到我院针灸门诊。查体：右上肢前臂半个鸡蛋黄大小包块，突出皮肤表面5mm，与周围组织界限不明显，不红肿，无压痛。

西医诊断：脂肪瘤。

中医诊断：肉瘤（痰瘀阻滞证）。

治法：温化痰瘀。

取穴：阿是穴。予以毫火针点刺加拔火罐：先取2支1寸毫针（规格25mm×0.35mm），对齐针尖，点燃止血钳夹持的75%酒精棉，烧红毫针前2/3，迅速刺向包块中心，腕、指发力，透皮后深达包块内，"呲"一声，快速离开，连续刺10次，进针深入5mm，可见少量瘀血渗出，随后予以拔重罐，留罐10分钟取罐后局部流出5mL污血及瘤体浊物，用消毒干棉球擦去，局部用干净纱布包扎，结束 1 次治疗，让患者注意局部卫生，勿沾生水，1 周后复诊。2018 年 3 月 25 日复诊，局部淤青已消散，包块减小，继续上述治疗方法，2018 年 4 月 3 日三诊，患者包块消失，局部留有火针印记。2018 年 5 月 21 日电话随访，局部包块未复发。

按语： 脂肪瘤病位在皮下膏膜，因气血不足，经络不通，津液运行不畅，瘀积成块，毫火针有较好的鼓舞气血、温通经脉的作用，予以毫火针点刺，祛邪、散结、化瘀，配合拔罐，促进血液循环，运走蓄积的脏物，也直接利用火罐的负压吸出痰浊瘀血，使局部包块消散，达到消肿化脂的作用。

（整理：张敏）

十九、瘢痕疙瘩

（一）概述

瘢痕疙瘩为凸出皮肤表面呈瘤状增生，表面光滑，色红而发亮的增生组织。属于中医的"蟹足肿"或"巨痕症"，是纤维瘤的一种。此病与体质有关，是由纤维结缔组织过度增生的产物，凡属瘢痕体质者表皮若受到损伤，如创伤、蚊虫叮咬等就有很大可能形成瘢痕疙瘩。

（二）临床表现

瘢痕疙瘩表现为凸出皮肤表面呈瘤状增生，表面光滑，色红而发亮的疙瘩，皮肤损坏至边缘向外伸出，蟹脚形变，有奇痒或有刺痛灼热感。好发于胸、肩、颈、背与耳廓。男女均可发生。

（三）治疗

1. 处方

主穴： 局部阿是穴。

2. 刺法

患者取合适体位，充分暴露病变部位，常规消毒皮肤，将 4 支 1 寸毫针烧红，快进快出，每处点刺 2～6 次，密刺法。出针后如有出血或组织液流出，用消毒干棉球擦拭干净即可。每周 1 次，10 次为一疗程。

（四）验案

陆某，男，28 岁，就诊时间：2018 年 3 月 20 日。

主诉： 右上肢前臂划伤后形成瘢痕半年。

现病史： 半年前偶然划伤右上肢前臂后形成一毛豆大小瘢痕，不痛不痒，不红肿，突出皮肤表面，推之不能活动，未予重视，未经诊治，在朋友介绍下来到我院针灸门诊。查体：右上肢前臂背面一毛豆大小瘢痕，突出皮肤表面5mm，比周围皮肤颜色深，界限清楚，无压痛。

西医诊断： 瘢痕增生。

中医诊断： 瘢痕疙瘩（痰瘀阻滞证）。

治法： 温化痰瘀，散结除瘢。

取穴： 阿是穴。予以毫火针点刺。先取3支1寸毫针（规格25mm×0.35mm），对齐针尖，点燃止血钳夹持的75%酒精棉，烧红毫针前2/3，迅速刺向包块中心，腕、指发力，透皮后深达包块内，"呲"一声，快速离开，连续刺10次，破皮深入3mm，可见少量瘀血渗出。治疗结束，让患者注意局部卫生，勿沾生水，1周后复诊。治疗3次后，隆起的瘢痕稍变平，继续上述治疗方法，10次治疗后，患者瘢痕变平无隆起。2018年8月1日电话随访，局部瘢痕无隆起。

按语： 此病多因体质禀赋不足加之外伤所伤导致痰湿结聚，瘀血阻滞形成的增生瘢块，病位在皮肤表层，予以毫火针点刺，有较强的散结、化瘀、通络作用，配合拔罐，促进血液循环，运走蓄积的脏物，也直接利用火罐的负压吸出痰浊瘀血，使局部包块消散，达到平复局部瘢痕疙瘩的作用。

（整理：张敏）

第三章 骨伤科病证

一、落枕

（一）概述

落枕是中医病名，指颈部突然发生的疼痛、活动障碍的病证，系颈部"伤筋"范畴。其发生常与睡眠姿势不正，或枕头高低不适，或因负重颈部过度扭转，或寒邪侵袭颈背部等因素有关。本病病位在颈项部经筋，与督脉、手足太阳经和足少阳经密切相关。基本病机是经筋受损，筋络拘急不通。西医学认为本病是各种原因导致颈部肌肉痉挛。

（二）临床表现

一般表现为起床后感觉颈后部，上背部疼痛不适，以一侧为多，或有两侧俱痛者，或一侧重，一侧轻，由于身体由平躺改为直立，颈部肌群力量改变，可引起进行性加重，甚至累及肩部及胸背部。检查时颈部肌肉有触痛。由于疼痛，使颈项活动不利，不能自由旋转，严重者俯仰也有困难，甚至头部强直于异常位置，使头偏向患侧。中医分为：①督脉、太阳经型：项背部强痛，低头时加重，项背部压痛明显；②少阳经型：颈肩部疼痛，头部歪向患侧，颈肩部压痛明显。

（三）治疗

1. 处方

主穴：阿是穴。

阿是穴：位于颈部压痛点或条索状筋节处。

2. 刺法

患者俯卧或俯坐位，暴露肩颈，常规消毒皮肤，将 3 支 1 寸毫针烧红，快进快出，在阿是穴点刺 2 次，进针深度 2mm。点刺后立即在局部拔火罐治疗。一般治疗后疼痛可立即缓解。每日 1 次，3 次为一疗程。

（四）预后判断

落枕为急性起病，毫火针为主治疗 1 ～ 3 次即能缓解落枕症状，消除疼痛立效。

（五）验案

王某，女，25 岁，就诊时间：2018 年 4 月 18 日。

主诉： 颈部疼痛、转头不利半天。

现病史： 今晨起床时突感颈部疼痛，转头不能，局部按揉热敷后未见好转，为求进一步诊治，遂来针灸门诊。查体：颈部右侧肌肉僵硬，颈百劳穴、肩井穴压痛明显。舌红，苔白厚；脉弦紧。

西医诊断： 颈椎病待排？

中医诊断： 落枕（筋伤瘀阻证）。

治法： 舒筋活血活络。

取穴： 颈百劳、肩井。予以毫火针点刺加拔火罐：先取 3 支 1 寸毫针（规格 25mm×0.35mm），对齐针尖，点燃止血钳夹持的 75% 酒精棉，烧红毫针前 2/3，迅速刺向颈百劳穴，"呲"一声，快速离开，连续两次，进针 2mm，再依次点刺肩井穴，随后在肩颈局部拔火罐 10 分钟，取罐后局部呈现紫色，针眼微微渗血，用干棉球擦去血渍，结束 1 次治疗，让患者尝试慢慢做转头动作，可见扭头幅度较就诊前增大，被告知局部轻快，疼痛减轻，嘱其穿衣避风保暖，注意休息，明日复诊。2018 年 4 月 19 日复诊，诉颈部扭头时轻微疼痛，继续上述治疗方法，3 次治愈。

按语： 落枕多为不良的睡姿导致局部肌肉劳损或气血不通或感受风寒，筋伤络阻，不通则痛，毫火针开门祛邪、鼓舞气血、温通活络，可疏调颈项部经络气血，舒筋通络止痛。局部的阿是穴是气血、邪气结聚之处，予以毫火针多次点刺，给气血动力，使气动血行，瘀阻的筋脉在火针的强通力量下，各行其道，恢复正常，故疼痛消失，疾病愈合。

（整理：张敏）

二、颈椎病

（一）概述

颈椎病又称颈椎综合征，是颈椎骨关节炎、增生性颈椎炎、颈神经根综合征、颈椎间盘脱出症的总称，是一种以退行性病理改变为基础的疾患。主要由于颈椎长期劳损、骨质增生，或椎间盘脱出、韧带增厚，致使颈椎脊髓、神经根或椎动脉受压，出现一系列功能障碍的临床综合征。表现为椎节失稳、松动；髓核突出或脱出；骨刺形成；韧带肥厚和继发的椎管狭窄等，刺激或压迫了邻近的神经根、脊髓、椎动脉及颈部交感神经等组织，引起一系列症状和体征。

本病属中医学"骨痹""痹证""眩晕"等范畴，其发生常与伏案久坐、跌打损伤、外邪侵袭或年迈体弱、肝肾不足等有关。病位在颈部筋骨，与督脉、手足太阳经、少阳经脉关系密切。基本病机为筋骨受损，经络气血阻滞不通。

（二）临床表现

颈椎病的临床症状较为复杂。主要有颈背疼痛、上肢无力、手指发麻、下肢乏力、行走困难、头晕、恶心、呕吐，甚至视物模糊、心动过速及吞咽困难等。颈椎病的临床症状与病变部位、组织受累程度及个体差异有一定关系。

颈椎病临床分神经根型颈椎病、脊髓型颈椎病、椎动脉型颈椎病、交感神经型颈椎病、食管压迫型颈椎病、局部型颈椎病等不同类型。

（三）治疗

1. 处方

主穴：颈夹脊、风池、天柱、大椎、后溪、阿是穴。

2. 刺法

患者俯卧或侧卧位，暴露上述穴位，常规消毒皮肤，将 2 支 1 寸毫针烧红，快进快出，每穴点刺 1～2 次，进针深度 2mm。阿是穴再行温针灸治疗。每日 1 次，6 次为一疗程。

（四）预后判断

以局部疼痛为主的颈椎病毫火针为主治疗缓解疼痛立效。其他类型的颈椎病按疗程治疗收效明显。

（五）验案

张某，男，55岁，就诊时间：2018年3月15日。

主诉：颈部僵硬疼痛1月，加重3天。

现病史：1个月前因长时间用电脑，出现颈部僵硬，时有疼痛，休息后缓解，未予重视，未经诊治，后疼痛加重，自行购买"祛湿止痛膏"外贴，稍有缓解，3天前上述症状加重，为求进一步诊治，遂来针灸门诊。查体：颈部肌肉僵硬，颈百劳、肩井、大椎、风池压痛明显。舌暗，苔白厚腻；脉紧。

西医诊断：颈椎病。

中医诊断：痹证（寒湿瘀阻证）。

治法：通经活络，活血化瘀。

取穴：风池、颈百劳、大椎、肩井、后溪。予以毫火针点刺加拔火罐：先取2支1寸毫针，对齐针尖，点燃止血钳夹持的75%酒精棉，烧红毫针前2/3，迅速刺向风池，听见"呲"一声，快速离开，连续2次，刺入2mm为佳，再依次点刺颈百劳、大椎、肩井、后溪。随后予肩颈局部拔火罐10分钟，取罐后可见局部青紫色，针眼微微渗血，用干棉球擦去血渍，结束治疗后患者诉局部轻松，压痛减轻，留有针眼火辣痛，嘱其穿衣避风保暖，注意休息，明日复诊。2018年3月16日复诊，诉肩部轻微僵硬疼痛，继续上述治疗方法，5次治疗症状消除。

按语：颈椎病多为寒湿痹阻或瘀血阻滞经络，经脉不通，不通则痛，气血不畅，不荣则痛。毫火针具有较强的温通经络，活血止痛功效，而颈夹脊、风池、天柱、大椎为局部选穴，有很好的舒筋骨，通经络，疏导颈项部气血的作用，且风池有较强的祛风散寒功效，大椎位于督脉，能督导一身阳气，祛邪外出；后溪属于手太阳小肠经，疏导太阳经气通络止痛效果佳，属于远端取穴，故诸穴相配，加上拔罐改善局部血液循环的作用，功在疏导颈项气血，通经活络，祛寒止痛。

（整理：张敏）

三、腰椎骨关节病

（一）概述

腰椎骨关节病又称"腰椎肥大性关节炎""腰椎老年性关节炎""腰椎退行性关节炎"，是一种慢性退行性非炎症性关节疾病，是中老年人常见病之一。多由于增龄、肥胖、劳损、创伤、关节先天性异常、关节畸形等诸多因素引起的。

本病中医学属"痹证""腰痛"等范畴，常称为"腰痹"，内因多为肾气亏损，精血不足，髓海空虚，骨失所充，经脉失养；外因责之风寒湿邪，留滞经络，兼操劳受损，导致气血不利，痹阻经脉关节。

（二）临床表现

腰椎骨关节病是腰椎骨质的一种退行性变，其临床表现主要为：间歇性腰背部酸痛、沉重感，可伴晨僵、活动受限，早期呈"休息痛"，活动过多疼痛可加重，临床上部分患者伴有下肢放射痛。查体往往只发现腰部压痛点，直腿抬高试验阴性，无其他阳性体征，X线片通常也只发现腰椎骨质增生，伴或不伴脊柱侧弯。

（三）治疗

1. 处方

主穴：阿是穴、肾俞、大肠俞、秩边、委中。

2. 刺法

患者俯卧位，常规消毒皮肤，将2支1寸毫针烧红，快进快出，每穴点刺1～2次，进针深度3～5mm。毫火针治疗后可在腰部予以拔罐，留罐10分钟。每周3次，6次为一疗程。

（四）预后判断

腰椎骨关节病用毫火针为主治疗，解除疼痛立效，并能有效缓解其他症状。

（五）验案

陈某，女，65岁，就诊时间：2017年11月6日。

主诉：反复腰痛2年余。

现病史： 2 年来由于长期辛苦劳作腰部疼痛不适，疼痛时作时止，伴晨僵、活动受限，劳累加剧，与天气变化有关。查 x 线片示腰椎退行性病变。经药物、按摩、药膏等治疗无显著改善。来诊症见：腰背部疼痛，腰骶部怕冷，久坐久站腰痛加重，双下肢无放射痛。检查：腰椎活动受限，腰部肌肉紧张，双侧骶髂关节、S1 棘突、L3 及 L4 双侧横突压痛明显，无向双下肢放射，直腿抬高试验阴性。

西医诊断： 腰椎骨关节病。

中医诊断： 腰痛（寒湿证）。

治法： 祛寒除湿，温经通络。

取穴： 肾俞、大肠俞、秩边、委中。毫火针点刺腰部疼痛点，双侧的肾俞、大肠俞、秩边、委中；再用毫针针刺上述穴位，留针 20 分钟；针后在腰部毫火针针孔处拔罐，留罐 10 分钟。治疗后腰痛立刻减轻。嘱患者每周治疗 3 次，3 次治疗后腰痛基本消失。4 个月后随访，腰痛未再复发。

按语： 毫火针假借火力，温通经络，散寒止痛。所选针刺穴位多为膀胱经、少阳胆经、肾经腧穴，同时能起到滋补肝肾、益精填髓的作用。委中是膀胱经的合穴，"腰背委中求"，针刺此穴可温阳除湿、散寒通络。故常用委中穴来治疗腰部疾患。再加拔罐，可放松腰背肌肉、疏通后背经络而止痛。一般一两次治疗就收效。

（整理：钟润芬）

四、腰肌劳损

（一）概述

腰肌劳损，又称功能性腰痛、慢性下腰损伤、腰臀肌筋膜炎等，实为腰部肌肉及其附着点筋膜或骨膜的慢性损伤性炎症，是腰痛的常见原因之一。本病多见于中老年人，近年来临床观察发现青壮年人发病也占相当比例，常与职业和工作环境有密切关系。多无明显的外伤史，因其发病缓慢，病程较缠绵。

腰肌劳损属于中医"腰痛"范畴，大多为肾虚，复受风、寒、湿病邪侵袭，痹阻于血脉，引起经脉失荣、筋骨失养所致。

（二）临床表现

本病主要症状是腰或腰骶部胀痛、酸痛，反复发作，疼痛可随气候变化或劳累程度而变化，如日间劳累加重，休息后可减轻，时轻时重。其日积月累，可使肌纤维变性，甚而少量撕裂，形成瘢痕、纤维索条或粘连，遗留长期慢性腰背痛。检查腰部有轻度压痛，少有其他体征。X 线片无异常表现。

（三）治疗

1. 处方

主穴：阿是穴、肾俞、关元俞、委中。

2. 刺法

患者俯卧位，常规消毒皮肤，将 2 支 1 寸毫针烧红，快进快出，每穴点刺 1 ～ 2 次，进针深度 3 ～ 5mm。毫火针治疗后可在腰部予以拔罐，留罐 10 分钟。每周 3 次，6 次为一疗程。

（四）预后判断

腰肌劳损用毫火针为主治疗，解除疼痛立效，并能有效缓解其他症状。

（五）验案

王某，男，43 岁，就诊时间：2017 年 4 月 3 日。

主诉：腰部酸痛、无力 3 个月。

现病史：3 个月以来常感腰部酸痛不适，无力且不耐疲劳，弯腰刷牙、扫地时腰酸痛最重，腰 X 片检查未见明显阳性体征，曾经按摩、中药、药膏等治疗，效果不确切。查腰肌紧张，右侧腰 4、5，骶 1、2 椎旁压痛阳性。

西医诊断：腰肌劳损。

中医诊断：腰痛（肾虚证）。

治法：温阳补肾，舒经活络。

取穴：阿是穴、肾俞、关元俞和委中。毫火针点刺阿是穴、肾俞、关元俞和委中，在火针针孔施拔火罐，留罐 10 分钟，治疗后腰痛明显减轻。2017 年 4 月 5 日复诊，诉说腰痛症状基本消失。为巩固疗效，守上法再治疗 1 次，嘱患者加强腰背肌锻炼，半年后随访，未再出现腰痛发作。

按语：毫火针假借火力，温通经络，散寒止痛。选穴取阿是穴乃"以痛为腧"之意。肾俞、关元俞为足太阳经膀胱穴，又为背俞穴，《素问·长刺节论》

说："迫藏刺背，背俞也。"毫火针点刺此二穴具有调理脏腑、温煦阳气、激发经气、疏散邪气的功效。委中是膀胱经的合穴，"腰背委中求"，毫火针点刺此穴可温阳除湿、散寒通络。再加拔罐，可放松腰背肌肉、疏通后背经络而止痛。一般一两次治疗就显效。

（整理：钟润芬）

五、筋膜炎

（一）概述

筋膜炎又称纤维织炎，是一种临床综合征，为发生于肌筋膜的一种非特异性炎症。可发生于全身各个部位，多见于腰部、髂骨后嵴及肩胛区域。本文介绍与骨科有关的背部肌纤维织炎。颈、肩、腰背肌筋膜炎常累及斜方肌、肩胛提肌、菱形肌、冈上肌、冈下肌等软组织。本病多见于中年以上，尤其是长期缺少肌肉锻炼和经常遭受潮湿寒冷影响者。

中医学认为本病属"痹证"范畴，多因外伤后治疗不当，或外感风寒湿邪等原因，使气血壅滞，经脉受阻，不通则痛，瘀血不去，新血不生。

（二）临床表现

本病多表现为发病部位疼痛，多为酸痛不适，肌肉僵硬板滞，或有重压感。晨起或天气变化及受凉后症状加重，活动后则疼痛减轻，常反复发作。体检时可在患处触摸到固定压痛点，位置常固定在肌肉的起止点附近或两组不同方向的肌肉交接处，压痛点深部可摸到痛性硬结或痛性肌索。X线多为阴性结果。

（三）治疗

1. 处方

主穴： 阿是穴、夹脊穴（发病部位相应的节段）。

2. 刺法

患者取俯卧位，枕头置胸下，双臂自然下垂，常规消毒皮肤。将2支1寸毫针烧至针体发红时，对准所刺华佗夹脊穴，迅速刺入和退出，一般进针深度为2mm。然后将3支1寸毫针烧至针体发红时，迅速点刺阿是穴，并快速出针，进针深度约3mm。在病灶火针针孔施拔火罐，留罐10分钟。隔3日1

次，3 次为一疗程。

（四）预后判断

筋膜炎患者此法治疗收效显著。缓解疼痛，改善症状立竿见影，一般治疗 1～3 次。

（五）验案

韩某，男，26 岁，就诊时间：2017 年 5 月 23 日。

主诉：右上背近肩胛骨内缘疼痛僵硬 1 月，加重 2 天，伴颈肩活动受限。

现病史：患者于 2017 年 4 月起右上背痛，疼痛由右上背延伸至右腰部，至 5 月中下旬时疼痛加剧。由坐姿、卧姿后起立时症状加重，经西医药物、封闭疗法无显著改善。查：右上背胸 4、肩胛骨下角及内侧触及压痛点。触摸压痛点时疼痛由右上背延伸至右腰部；患部肌肉肌膜肿胀僵硬隆起，右肩胛骨内侧触诊可触及条索状的坚硬软组织。胸部 X 光片：检查正常。

西医诊断：背部筋膜炎。

中医诊断：痹证（寒湿阻络证）。

治法：温经通络，疏经止痛。

取穴：取胸 3～7 夹脊穴和肩背部的阿是穴，用毫火针点刺。在病灶火针针孔施拔火罐，留罐 10 分钟，拔出少量血液。治疗后疼痛大减，嘱患者隔日治疗 1 次。3 次治疗后患者背部疼痛消失，活动自如。

按语：毫火针点刺局部，借火热之力温阳通络，散邪止痛。由于本病多为寒痹，采用毫火针疗法治疗符合"寒者热之"的原则。用毫火针治疗可以温通经络，祛邪外出，促进局部瘀血消散，松解粘连，消除水肿，缓解肌肉痉挛，解除对神经末梢的卡压症状。华佗夹脊穴统领背部一身之阳，针刺其穴可以达到祛寒通络，行气化瘀之效。毫火针与拔罐共用，共奏解凝散结、祛寒止痛之功。

（整理：钟润芬）

六、腱鞘炎

（一）概述

腱鞘炎是由于手或足的肌腱或关节的长期过度使用引起，发生肌腱和腱鞘的损伤性炎症所致,好发于腕背部、腕掌侧及足背部等处。本病是一种慢性劳损性疾病,发病缓慢,一些需要长期重复劳损关节的职业如打字员、器乐演奏家、货物搬运或需要长时间电脑操作的行业等,都会引发或加重此病。本病属于中医"伤筋""筋痹",多由外伤或劳损伤及经筋,气血运行不畅所致。

(二)临床表现

腱鞘炎因发病部位不同症状也各异,主要表现为局部疼痛和肿胀、受累关节活动受限、功能障碍。临床上常见的有腕部的桡骨茎突狭窄性腱鞘炎、屈指肌腱腱鞘炎、尺侧腕伸肌腱鞘炎以及足底的屈趾肌腱腱鞘炎等。桡骨茎突狭窄性腱鞘炎:是出现在腕部拇指一侧的骨突(桡骨茎突)处,表现为骨突周围有明显的疼痛和拇指活动受阻,局部压痛。屈指肌腱腱鞘炎:多发生于拇指与中指的手掌面,患指表现为屈伸功能障碍,疼痛有时向腕部放射,指关节屈曲处有压痛,并可触到增厚的腱鞘、状如豌豆大小的结节。出现"扳机指"或"弹响指"。尺侧腕伸肌腱鞘炎:在腕部活动度过大时,因反复牵拉或扭伤,可诱发腕尺侧痛,尤其在用力时腕部酸痛无力。足底屈趾肌腱腱鞘炎:多见穿高跟鞋的状态下长久地站立和行走的女性。身体的重心前移,全身的重力都集中在足底的前部,久而久之,腱鞘和肌腱间摩擦、炎症渗出等诱发腱鞘狭窄或炎症。

(三)治疗

1. 处方

主穴:阿是穴。

阿是穴:局部最明显的压痛点、硬结以及弹响处。

2. 刺法

患者取仰卧位或坐位,常规消毒皮肤,将2支1寸毫针烧红,快速垂直刺入痛点周围,进针1～3mm,迅速拔出。术中注意避开血管及神经,禁止深刺。每隔3天1次,6次为1个疗程。可以配合局部温针灸治疗。

(四)预后判断

腱鞘炎的毫火针治疗镇痛及改善局部功能的效果明显,1～6次治疗基本解决。

(五)验案

蔡某,女,42岁,农民,就诊时间:2016年7月10日。

主诉： 右中指掌指关节疼痛伴中指活动受限1年。

现病史： 患者1年前出现右中指掌指关节疼痛，无红肿，相继出现中指活动受限、活动时出现弹响，远端感觉正常。查：右中指掌指关节掌侧扪及直径约0.5cm包块，质硬，可随中指活动移动，稍有压痛，活动性疼痛，活动可闻及弹响声，中指不能完全伸直。远端感觉正常、血运正常。

西医诊断： 中指腱鞘炎。

中医诊断： 筋痹（痰瘀互结证）。

治法： 活血祛痰，散结通络。

取穴： 阿是穴。以毫火针点刺。将2支1寸毫针烧红，快速垂直刺入痛点周围，点刺数次，流出少量分泌物，消毒纱布拭去后嘱患者不沾水。每周治疗1次，共治疗2次，掌指关节疼痛消失，活动自如，包块消失，随访半年无复发。

按语： 毫火针直接刺激病灶及反射点，能迅速消除或改善局部组织水肿、充血、渗出、粘连、钙化、挛缩、缺血等病理变化，从而加快循环，旺盛代谢，使受损组织和神经重新修复。同时毫火针治疗经筋病时刺勿太深，《针灸聚英·火针》云："切忌太深，恐伤经络，太浅不能去病，惟消息取中耳"，故应浅深适宜，中病即止。

（整理：钟润芬）

七、腱鞘囊肿

（一）概述

腱鞘囊肿是发生于关节部腱鞘内的囊性肿物，是一种关节囊周围结缔组织退变所致的病证。内含有无色透明或橙色、淡黄色的浓稠黏液，多发于腕背和足背部。本病好发于女性。现代医学认为本病多与关节或腱鞘部的慢性劳损、机械性刺激、外伤等有关。

本病属中医学"筋结""筋瘤"的范畴。中医认为本病系外伤筋膜，邪气所居，郁滞运化不畅，水液积聚于骨节经络而致。多由于患部关节过度活动、反复持重、经久站立等，劳伤经筋，以致气津运行不畅，凝滞筋脉而成。

（二）临床表现

囊肿生长缓慢，呈圆形或椭圆形，高出皮面，少数可自行消退，也可再长出。部分病例除局部肿物外，无自觉不适，有时有轻度压痛和无力感。多数病例有局部酸胀或不适，影响活动。检查时可摸到一外形光滑、边界清楚的圆形肿块，表面皮肤可推动，无粘连，压之有酸胀或痛感。若发生在腕关节背侧，当腕关节掌曲时，囊肿明显突出。

（三）治疗

1. 处方

主穴：阿是穴（囊肿局部）。

2. 刺法

腕关节部位的囊肿：患者取正坐位，屈肘平腕；足背及踝关节部位的囊肿：取正坐位，屈膝平足或侧卧伸足；腘窝部的囊肿：取俯卧位。局部常规消毒，医者左手拇、食指挤住囊肿，将内容物推至一边，避开血管，使囊肿突起，右手持2支1寸毫针烧红，对准囊肿迅速刺入，针刺深度以刺到囊肿基底部为准，刺入之后快速出针，密刺法。然后两手持干棉球在针孔周围挤压，放出胶状黏液，挤压干净。用酒精棉球擦干消毒后，再用酒精棉球压迫包扎。3日内不要沾水，3日后取下敷料即愈。不愈者，1周后再用毫火针点刺同前施术。

（四）预后判断

腱鞘囊肿用毫火针点刺治疗效果显著，往往囊肿不是很大的患者1～3次治疗痊愈。

（五）验案

任某，男，30岁，厨师，就诊时间：2013年5月10日。

主诉：右腕背出现圆形包块伴活动时酸痛不适半年余。

现病史：患者半年前，因猛然提重物后引发右手腕部疼痛不适，休息后疼痛逐渐好转，但右手腕背侧出现一圆形包块，逐渐增大，活动时右腕酸痛不适，影响工作，遂来就诊。查：右手腕背侧近腕背横纹中点处可触及一大小约1.5cm×1.2cm囊性包块，屈腕时包块突出明显，以手触之表面光滑，不与皮肤粘连，基底固定，橡皮样硬度，轻度压痛。

西医诊断：右手腕背腱鞘囊肿。

中医诊断： 筋瘤（痰湿阻络证）。

治法： 祛湿化痰，散结通络。

取穴： 阿是穴。予毫火针点刺治疗。选取 2 支 1 寸毫针，嘱患者右手最大限度背屈位，以使囊肿在体表突显，固定后用毫火针快速点刺囊肿中心，即见淡黄色透明胶状物涌出。用 75% 酒精棉球擦干净，再用 75% 酒精棉球压迫包扎。嘱患者患部少活动，24 小时不可沾水，3 天后取下。1 周后囊肿消失，局部平坦，按压触摸及活动均无疼痛不适感，随访半年无复发。

按语： 毫火针引邪外出，散结消肿，一般 1～2 次治疗，囊肿消散。医者针刺时要凝神静气，注意力集中，手法要精准熟练，针刺时要深刺到囊肿基底部。少部分大囊肿患者可能有复发。治疗时不可刺入过深，避免刺伤骨膜和血管。

（整理：钟润芬）

八、坐骨神经痛（梨状肌综合征）

（一）概述

坐骨神经痛是指沿坐骨神经通路（腰、臀、大腿后侧、小腿后外侧及足外侧）出现以放射性疼痛为主要特点的综合征。中医古代文献称之为"坐臀风""腿股风""腰腿疼"等。坐骨神经痛为常见病，大多继发于局部病变。常见原因为椎间盘、脊柱及骨盆盆腔疾患，前两类引起者为根性坐骨神经痛，后者引起者为干性坐骨神经痛。少数系原发性，即坐骨神经炎。

（二）临床表现

①疼痛主要限于坐骨神经分布区，大腿后部、小腿后外侧和足部，疼痛剧烈的患者可呈特有的姿势：腰部屈曲、屈膝、脚尖着地。如病变位于神经根时，椎管内压力增加（咳嗽、用力）时疼痛加重。

②肌力减退的程度可因病因、病变部位、损害的程度不同差异很大，可有坐骨神经支配肌肉全部或部分力弱或瘫痪。

③可有或无坐骨切迹处坐骨神经干的压痛。

④有坐骨神经牵拉征，Lasegue 征及其等位征阳性，此征的存在常与疼痛的严重程度相平行。局麻坐骨神经根或神经干此征可消失。

⑤跟腱反射减退或消失，膝反射可因刺激而增高。

⑥可有坐骨神经支配区域的各种感觉的减退或消失，包括外踝的振动觉减退，亦可有极轻的感觉障碍。

（三）治疗

1. 处方

主穴：阿是穴（疼痛点）。

配穴：秩边、环跳、殷门、承扶、承山。

2. 刺法

患者俯卧位，常规消毒皮肤，将2支1寸毫针烧红，快进快出，先点刺阿是穴，再点刺其他穴位，每次选取2～3穴，每穴点刺1～2次，进针深度3～5mm。针后拔火罐10分钟，以上治疗每周2次，6次为一个疗程。

（四）预后判断

毫火针为主治疗坐骨神经痛消除疼痛，改善坐骨神经机能效果明显。往往一疗程告愈。

（五）验案

宋某，女，45岁，工程师，就诊时间：2016年9月6日。

主诉：左臀腿部放射性疼痛反复发作半年余，加重1周。

现病史：半年前无明显诱因出现左侧臀部及下肢后侧放射性疼痛，甚者放射至左足外侧，阴天下雨时疼痛加重，就诊于当地医院查腰椎X线示无明显异常，给予电疗、推拿、内服药物等治疗，症状未见明显好转，近1周因天气转冷上述症状加重，觉左侧臀、大腿后侧发紧。查体：坐骨神经牵拉征阳性。

西医诊断：坐骨神经痛。

中医诊断：痹证（寒湿痹阻证）。

治法：散寒除湿，通络止痛。

取穴：阿是穴（局部疼痛点）、秩边、殷门、承扶、承山，取毫火针2支烧针后点刺上述穴位，刺入深度3～5mm。针后在阿是穴、承扶处拔火罐10分钟，以上治疗每周2次，6次为一个疗程。患者治疗2次疼痛减半，4次后症状完全消失，因家中有事未再进行治疗，1年后随访无复发。

按语：坐骨神经痛中医多以痹证辨治，痹证的病因早在《黄帝内经》中已有定论，此多因风寒湿邪流连筋骨，气血凝滞，营卫行涩，经脉不通所致。痹证病机大致相同，但其病位不同，则治疗有异，坐骨神经的位置走向与中医的足太阳、少阳经脉相似。毫火针疗法假借火力，以祛除寒邪、补益阳气、疏通经络，使局部的肌肉神经、经络、血管组织代谢和营养得到改善，从而疼痛得到消除，使坐骨神经功能恢复，达到通则不痛的治疗目的。毫火针疗法的机制就在于一个"通"字，气血通则脉络和，脉络和则痛自止。

（整理：李喜梅）

九、股外侧皮神经炎

（一）概述

股外侧皮神经炎又称感觉异常性股痛症，是多种原因引起股外侧皮神经损害、以大腿前外侧皮肤感觉异常或有疼痛的综合征。股外侧皮神经为单纯感觉神经，来自腰1、2、3神经后支的外侧支，自腰大肌外缘穿出，斜出髂肌深面，通过腹股沟韧带下方，在离髂前上棘以下5～10cm处穿出大腿的阔筋膜，分布于股外侧的皮肤。股外侧皮神经炎以中老年多见，男性多于女性，发病缓慢，可能与老年患者肌肉退化，纤维组织、腱性组织相对增多，易对神经产生刺激性压迫有关。亦有报道认为是因外伤、腰大肌压迫，局部感受寒冷刺激等产生无菌性炎症、水肿粘连，而引起该神经末梢代谢障碍，血供受限而致病。

股外侧皮神经炎属中医"皮痹"范畴，因肺气虚弱，腠理不固，风寒湿等邪气乘虚而入，气血经脉阻滞，不通则痛，肌肤失养，而致肌肤麻木不仁。

（二）临床表现

多为一侧受累，表现为股前外侧下2/3区感觉异常，如麻木、蚁行感、刺痛、烧灼感、发凉及沉重感等，以麻木最多见。体力劳动、站立过久时可加剧，休息后症状可缓解。查体可有程度不等的浅感觉减退或缺失，主要是痛觉与温度觉减退而压觉存在。少数患者可有色素减退或沉着。有些患者皮肤可呈轻度菲薄，稍干燥，毳毛减少。部分患者腹股沟外侧压痛，无肌无力和肌萎缩等运动神经受累症状。本病通常为单侧性，少数双侧发病。慢性病程，时轻时重，常数月至多年不愈。

（三）治疗

1. 处方

选穴：阿是穴（病变皮损处）。

2. 刺法

患者取侧卧位，患肢在上，在股外侧皮神经支配区域选择针刺点，每次选 3～5 个点，每个点间隔 1.5cm 左右，清洁皮肤并常规消毒后，将毫火针 3 支加热针尖烧至红白后，迅速准确地刺入已经选好的针刺点，刺入深度 2～3mm。3 天治疗 1 次，5 次为 1 个疗程，休息 4 天后进行下一个疗程，一般治疗 2 个疗程。也可配合温针灸或者拔火罐治疗。

（四）预后判断

股外侧皮神经炎时间短者毫火针治疗收效快，解除症状明显，时间长者按疗程治疗显效。

（五）验案

陈某，女，21 岁，就诊时间：2015 年 9 月 10 日。

主诉：左大腿前外侧皮肤麻木 1 年余。

现病史：1 年前无明显诱因出现左大腿前外侧麻木，时有针刺样疼痛，久坐、久站、久行均加重，曾在多家医院给予营养神经药物治疗，效果欠佳。查体：左大腿前外侧有 10cm×12cm 大小皮肤感觉减退区，皮温皮色正常，无压痛。

西医诊断：股外侧皮神经炎。

中医诊断：皮痹（气滞血瘀证）。

治法：疏通经络，调和气血。

取穴：阿是穴。在麻木、疼痛区选取 3 个最明显的点，取毫火针 3 支点刺，刺入深度 2～3mm，3 天治疗 1 次，5 次为 1 个疗程。患者治疗 3 次后，麻木减轻，皮肤痛觉部分恢复，1 个疗程后症状及体征均消失，未再进行第 2 疗程治疗，随访半年无复发。

按语：《针灸聚英》首次探讨了火针的功效，一为引气之功，二为发散之功。毫火针具有温经通络、行气活血的功能。寒湿为阴邪，毫火针助阳，对寒湿外侵、痹阻经络引起的股外侧皮神经炎有较好疗效。毫火针取穴以病变局部为主，每次取 3～5 个点较好，点刺深度掌握得当，针具一定要烧到火候，使用前必须把针烧红才能使用，毫火针点刺治疗股外侧皮神经炎，只要诊断正确，操作得当，就能收到满意疗效。

（整理：李喜梅）

十、膝骨关节病

（一）概述

膝骨关节病（KOA），又称增生性膝关节炎、膝骨关节炎等，是以膝关节软骨退化性改变和继发性关节骨边缘增生为病理改变的一种病患。老龄、劳损、创伤等为其主要因素。临床可分为原发性和继发性两类。

膝骨关节病属中医"痹证"范畴，中医学认为膝痹证病机在于"虚劳""外邪""血瘀"。其病理过程为膝关节局部因各种原因造成肝肾亏虚，病因与风、寒、湿邪侵袭及跌仆扭伤相关，病变过程中产生瘀血等病理产物。筋骨与肝肾相关，天癸竭后，肝肾失于补养，影响骨节，陈年劳损瘀阻在膝关节局部，当遭遇风寒湿邪外袭，导致经络不通，气血瘀阻而为病。

（二）临床表现

临床表现以膝关节疼痛、肿胀、僵硬、畸形、肌肉萎缩、活动受限为特性。①发病缓慢，多见于中老年肥胖女性，往往有劳累史。②膝关节活动时疼痛加重，其特点是初起疼痛为阵发性，后为持续性，劳累及夜间更甚，上下楼梯疼痛明显。③膝关节活动受限，甚则跛行。极少数患者可出现交锁现象或膝关节积液。④关节活动时可有弹响、磨擦音，部分患者关节肿胀，日久可见关节畸形。⑤膝关节痛是本病患者就医常见的主诉。其早期症状为上下楼梯时的疼痛，尤其是下楼时为甚，呈单侧或双侧交替出现，后期出现关节肿大，多因骨性肥大造成，也可见关节腔积液。出现滑膜肥厚的很少见。严重者出现膝内翻畸形。

（三）治疗

1. 处方

主穴：阿是穴（局部疼痛处）、（内、外）膝眼、鹤顶、血海。

2. 刺法

患者仰卧位，常规消毒皮肤，将两支 1 寸毫针烧红，快进快出，每穴点刺 1 ～ 2 次，进针深度约 3mm。每周 2 次，6 次为一疗程。可配合温针灸治疗。

（四）预后判断

膝骨关节病毫火针配合温针灸治疗收效显著，按疗程治疗大多数 1 ～ 2 个疗程疼痛消除。部分患者阴雨天会有疼痛复发。

（五）验案

冯某，女，69 岁，就诊时间：2015 年 10 月 15 日。

主诉：双膝关节疼痛 5 年余，加重 1 年。

现病史：5 年前无明显诱因出现双膝关节疼痛，症状逐渐加重，于当地医院行 X 线示膝关节骨质增生，腔隙明显变窄，间断针灸、理疗，效果不明显，近 1 年觉症状加重，出现双膝关节针刺样疼痛，行走无力，蹲起困难，晨起僵硬。查体：跛行，步履缓慢，双侧膝关节不同程度肿大、变形，右侧为重，皮温不高，皮色不红，关节活动度受限。

西医诊断：膝骨关节病。

中医诊断：膝痹（寒湿瘀阻证）。

治法：通经活络，理气止痛。

取穴：阿是穴（局部疼痛处）、（内、外）膝眼、鹤顶、血海，穴位常规消毒，将 2 支 1 寸毫针烧红，快进快出，每穴点刺 1 ～ 2 次，进针深度约 3mm，每周 2 次。并配合局部温针灸治疗。治疗 4 次后，疼痛明显减轻，双膝力量渐增。6 次治疗后，患者蹲起灵活，疼痛不明显，无跛行。随访半年，除阴雨天偶尔有小痛外，大疼痛未再发。

按语：膝骨关节炎其病在骨，其痛在筋。寒性凝滞收引，湿性重浊黏滞，寒湿之邪客于经络关节，凝滞经脉，阻遏气机，不通则痛；经脉拘急收引，则可使肢体屈伸不利而发病。毫火针温针灸联合疗法集聚了针、温热于一体的双重作用，激发经气，调节脏腑机能，因而具有良好的温阳、祛邪、止痛作用。可治疗痹证、寒证、经筋病及骨病，刺激量大，作用时间长，可温通经脉，祛湿散寒，活血行气。治疗一疗程明显收效。

（整理：李喜梅）

十一、足跟痛

（一）概述

足跟痛是以足跟部疼痛而命名的疾病，是指跟骨结节周围由慢性劳损所引起的以疼痛及行走困难为主的病证，常伴有跟骨结节部骨刺形成。本病多见于40～60岁的中老年及肥胖之人，多由于足跟部跖腱膜、脂肪垫、滑膜、骨膜等软组织的慢性劳损伴局部无菌性炎症所致。

中医学将足跟痛称之为"脚跟颓"，属"骨痹"范畴，属于肾气亏虚或风寒湿邪侵袭机体、邪气阻碍经络，寒湿、瘀血聚集使经络不通，形成足跟痛。

（二）临床表现

足跟痛，其主要表现为单侧或双侧足跟或脚底部酸胀或针刺样痛，步履困难。晨起疼痛明显，无法着地，活动后减轻，行走负重后加重。此病易反复，影响患者的生活质量。多因跖筋膜创伤性炎症、跟腱周围炎、跟骨滑囊炎、跟骨骨刺及脂肪垫变性引起，发病多与慢性劳损有关。

（三）治疗

1. 处方

主穴：阿是穴。

2. 刺法

医者以拇指在患侧足跟部做深部触压，以压痛点最明显处作为治疗点，以甲紫药水作为标记并以碘伏常规消毒，取毫火针2支，在酒精灯外焰加热针体，直至针尖烧至红白后，迅速准确地刺入已经选好的针刺点，刺入深度1～2mm，3天治疗1次，5次为1个疗程。

（四）预后判断

足跟部疼痛由多种原因引起，大部分患者毫火针治疗收效快，少部分患者原因复杂，需要按疗程治疗。

（五）验案

张某，女，65岁，就诊时间：2016年7月26日。

主诉：右足跟疼痛1年余，加重半月。

现病史：1年前无明显诱因逐渐出现右足跟部疼痛，走路时痛甚，就诊于当地乡镇卫生院，查 X 线示跟骨骨刺，给予止痛药物及膏药治疗，效果欠佳，近半月因走路过多出现右足跟部疼痛加重，步履艰难。查体：右足跟偏内侧压痛明显。

西医诊断：足跟痛。

中医诊断：脚跟颓（肾虚寒滞证）。

治法：强筋健骨，通痹止痛。

取穴：阿是穴。找到右足跟部最痛点，穴位常规消毒，取毫火针 2 支，在酒精灯外焰加热针体，直至针尖烧至红白后，迅速准确地刺入已经选好的针刺点，刺入深度约 2mm，治疗后患者诉说疼痛减轻很多。3 天后复诊，仍少痛，守上法治疗 2 次，症状体征消失，随访 3 月无复发。

按语：毫火针"借火助阳"以补虚，"开门祛邪"以泻实，具有软坚散结消肿、促进慢性炎症吸收的作用。毫火针携高温直达病所，使粘连板滞的组织得到疏通松解，局部血液循环状态随之改善。通过多次点刺及每次治疗后一段时间的休整。机体对灼伤组织充分吸收、新陈代谢，足跟疼痛逐渐减轻直至消失。

（整理：李喜梅）

十二、肩关节痛

（一）概述

肩关节痛，是指肩关节及其周围的肌肉筋骨疼痛。常见于肩关节周围炎、风湿性关节炎、肩胛肌劳损等疾患，多发于中老年人，青年人也可发病。本病的发生一般与体质虚弱、虚劳损伤及风寒侵袭肩部等因素有关。本病的病位在肩部筋肉，与手三阳及手太阴经关系密切，该病的基本病机是肩部经络不通或筋肉失于气血的滋养。肩关节痛应属于中医学中"痹证"范畴，常因感受风寒，气血瘀滞，或是劳作过度，外伤导致经脉不通，或是由于老年人气血亏虚，经脉失于濡养，均可导致该病的发生。

（二）临床表现

本病的主要临床表现为肩关节及周围的肌肉筋骨疼痛、酸重；患肩的前部、后部或者肩外侧可及压痛；肩关节的活动，如向外、向后及向上的活动可能出现受限，并且可能出现肌肉的萎缩。可因天气变化或者身体劳累而诱发或者出现症状的加重。按经络辨证分型如下：手阳明经证，疼痛以肩前外部为主且压痛明显，肩髃穴处疼痛或压痛明显，外展疼痛加重；手少阳经证，疼痛以肩外侧部为主且压痛明显，肩髎穴处疼痛或压痛明显，外展疼痛加重；手太阳经证，疼痛以肩后部为主且压痛明显，肩贞、臑俞处疼痛或压痛明显，肩内收疼痛加重；手太阴经证，疼痛以肩前部为主且压痛明显，中府穴处疼痛或压痛明显，后伸疼痛加重。

1. 肩部疼痛：起初时肩部呈阵发性疼痛，多数为慢性发作，以后疼痛逐渐加剧或钝痛，或刀割样痛，且呈持续性，气候变化或劳累后，常使疼痛加重，疼痛可向颈项及上肢（特别是肘部）扩散，当肩部偶然受到碰撞或牵拉时，常可引起撕裂样剧痛，肩痛昼轻夜重为本病一大特点，多数患者常诉说后半夜痛醒，不能成寐，尤其不能向患侧侧卧，此种情况因血虚而致者更为明显；若因受寒而致痛者，则对气候变化特别敏感。

2. 肩关节活动受限：肩关节向各方向活动均可受限，以外展、上举、内外旋更为明显，随着病情进展，由于长期废用引起关节囊及肩周软组织的粘连，肌力逐渐下降，加上喙肱韧带固定于缩短的内旋位等因素，使肩关节各方向的主动和被动活动均受限，当肩关节外展时出现典型的"扛肩"现象，特别是梳头、穿衣、洗脸、叉腰等动作均难以完成，严重时肘关节功能也可受影响，屈肘时手不能摸到同侧肩部，尤其在手臂后伸时不能完成屈肘动作。

3. 怕冷：患肩怕冷，不少患者终年用棉垫包肩，即使在暑天，肩部也不敢吹风。

4. 压痛：多数患者在肩关节周围可触到明显的压痛点，压痛点多在肱二头肌长头腱沟、肩峰下滑囊、喙突、冈上肌附着点等处。

5. 肌肉痉挛与萎缩：三角肌、冈上肌等肩周围肌肉早期可出现痉挛，晚期可发生废用性肌萎缩，出现肩峰突起，上举不便，后弯不利等典型症状，此时疼痛症状反而减轻。三角肌有轻度萎缩，斜方肌痉挛。冈上肌腱、肱二头肌长、短头肌腱及三角肌前、后缘均可有明显压痛。肩关节以外展、外旋、后伸受限最明显，少数人内收、内旋亦受限，但前屈受限较少。

（三）治疗

1. 处方

主穴：阿是穴、肩髃、肩髎、肩贞、肩前、肩后。

2. 刺法

患者取坐位或者侧卧位，暴露肩关节及周围，皮肤常规消毒，医者使用 2 支 1 寸毫火针，将毫火针针尖针体烧红，疾进疾出，每穴约点刺 1 ～ 2 针，针刺深度 3 ～ 5mm。在痛点处可使用毫火针点刺后拔罐，留罐约 10 分钟。每周治疗 1 ～ 2 次，10 次为 1 个疗程。同时可配合针刺及艾灸拔罐治疗。

（四）预后判断

肩周炎时间短者易治，往往以毫火针为主治疗几次即可收效。病变时间长且有局部组织粘连或肩关节活动明显受限者，按疗程治疗收效。

（五）验案

王某，男性，55 岁，就诊时间：2017 年 6 月 5 日。

主诉：左肩疼痛，活动受限 1 月。

现病史：患者 1 个月前无明显诱因出现左肩部疼痛不适，活动不利，肩部自觉发凉，受风及劳累后症状加重，夜间痛甚。曾自行口服止痛药物及外用膏药后，疼痛症状未见明显缓解。查体：左上肢外展、上举及内收受限试验（＋），左侧肩峰、肩前、肩后均有明显压痛。舌脉：舌质红，苔白；脉沉。

西医诊断：肩周炎。

中医诊断：漏肩风（风寒湿痹证）。

治法：祛风散寒，通络止痛。

取穴：阿是穴、肩髃、肩髎、肩贞、肩前、肩后。穴位常规消毒，用毫火针 2 支，烧至通红或发白后点刺局部阿是穴、肩髃、肩髎、肩贞、肩前、肩后；之后在局部痛点行拔罐治疗，留罐约 10 分钟。治疗后患者诉疼痛减轻，次日就诊诉肩部疼痛感较前明显减轻，继续使用毫火针点刺治疗。3 次治疗后肩关节疼痛及活动受限较前明显缓解。治疗 10 次后肩关节疼痛消失，活动自如。

按语：本病的病变部位在经筋局部而未涉及脏腑，故临床中毫火针治疗以点刺病变局部为主，使用毫火针点刺局部借火助阳，具有温经通脉、祛风散寒、激发经气的作用。选取经外奇穴、"肩三针"、肩前、肩髃、肩后及其他肩部局部腧穴，以痛为腧。通过毫火针疗法的火力鼓舞气血运行，调节经筋肌肉局部血液循环及改善新陈代谢，使关节疼痛感较快减轻及消失。配合拔罐治疗以疏通局部气血循环，行气活血。大多数患者治疗6次后肩关节疼痛及活动受限即可明显缓解，注意在治疗期间应避免肩关节着凉受风，避免劳累。

（整理：张晨迪）

十三、髋关节痛

（一）概述

髋关节痛，是指髋关节及其周围的肌肉筋骨疼痛。常见于髋关节炎、风湿性关节炎、髋关节滑囊炎、股骨头缺血性坏死。多发于中老年人，青年人也可发病。髋关节痛属于中医学中"痹证"范畴，常因感受风寒湿之邪，气血瘀滞，或是劳作过度，外伤导致经脉瘀阻不通，或是由于老年人气血亏虚，经脉失于濡养，均可导致该病的发生。本病的病位在髋部肌肉筋骨，该病的基本病机是髋部经络不通或筋肉失于气血的滋养。

（二）临床表现

髋关节痛的主要症状为在活动或承重时引起步态异常和髋部疼痛。实证起病较急，髋关节处疼痛明显，痛处拒按；虚证起病较缓，髋关节处酸痛，遇劳加重，痛处喜按。患者一般有长期劳损史，多见于中老年患者。

（三）治疗

1. 处方

主穴：阿是穴、环跳、阳陵泉。

2. 刺法

患者取侧卧位或伏卧位，穴位处常规消毒，用2支1寸毫针烧至通红，疾进疾出，点刺上穴，每穴点刺1～2次，进针深度约为3mm，可配合局部温针灸治疗。前3次治疗每日1次，后可每周治疗1～2次，10次为一疗程。根据病情恢复情况，酌情加减。

（四）验案

张某，男性，60岁，就诊时间：2017年9月20日。

主诉：右侧髋关节反复疼痛1月余。

现病史：患者近1月自觉右侧髋关节疼痛，右臀外侧及腹股沟亦自觉疼痛，髋关节活动度减少，行走时疼痛感更甚。查体：髋关节压痛（＋）。舌脉：舌淡，苔白滑；脉弦迟。相关检查：X线示右侧髋关节间隙变窄，髋臼缘骨质增生。

西医诊断：髋关节骨关节炎。

中医诊断：痹证（寒湿证）。

治法：散寒除湿。

取穴：阿是穴（多个痛点处）、环跳、阳陵泉。刺法：穴位处常规消毒，用毫火针2支烧至通红，点刺上穴，疾进疾出，每穴点刺1～2次，进针深度约为3mm，并配合局部温针灸治疗。前3次治疗毫火针每日1次，并配合局部温针灸，治疗3次后患者髋关节疼痛感已较前明显减轻，之后每周治疗2次，治疗10次后患者髋关节疼痛症状基本消失，3个月后随访，患者疼痛未复发。

按语：本病的病变部位位于髋关节局部，毫火针点刺局部以温通经络、畅通气血、舒筋通络。环跳及局部阿是穴为病变局部取穴，主治所及，以痛为腧。阳陵泉为足少阳胆经的合穴、筋会，用以舒筋活络止痛。配合使用温针灸局部腧穴治疗，疏通局部气血循环，温经通络，散寒除湿，使疾病得解。

（整理：张晨迪）

十四、网球肘

（一）概述

网球肘（肱骨外上髁炎）是一种劳损性病变，指肘关节外侧前臂伸肌起点处肌腱发炎疼痛。疼痛的产生是由于前臂伸肌重复用力引起的慢性撕拉伤造成的。患者会在用力抓握或提举物体时感到患部疼痛。该病中医称为肘劳，属于中医学的"伤筋""痹证""筋痹"范畴，肘劳的发生与慢性劳损相关，前臂在反复地做拧、拉、旋转等动作时，可以使肘部的经筋慢性损伤。基本病机是经脉不通，气血闭阻。本病的病位在肘部手三阳经筋。

（二）临床表现

网球肘可见肘关节外上方（肱骨外上髁周围）有明显压痛点，压痛点常在肱桡关节的后方或者桡骨头附近；可见肘关节活动时疼痛，有时可见向前臂、腕部和上肢部放射，局部肿痛并不明显，肘关节活动不受限。患肢遇寒凉及劳累后疼痛加重，休息后疼痛可减轻。急性瘀滞型一般是由于用力不当突然诱发；慢性僵凝型，一般起病较为缓慢，无明显外伤史。

（三）治疗

1. 处方

阿是穴、曲池、天井、手三里。

2. 刺法

患者取仰卧位，局部皮肤常规消毒，用 2 支 1 寸毫针烧至通红，点刺上穴，快进快出，每穴点刺 1 ~ 2 次，针刺深度 2 ~ 3mm。毫火针每周治疗 1 ~ 2 次，6 次为一疗程，同时可配合温针灸治疗。

（四）预后判断

肱骨外上髁炎时间短者易治，往往 3 ~ 6 次治疗明显收效。时间长而反复发作者按疗程治疗也明显收效。

（五）验案

李某，女性，45 岁，家庭妇女，就诊时间：2017 年 12 月 11 日。

主诉：右侧肘部疼痛 2 月余。

现病史：患者近 2 个月自觉右肘部疼痛不适，持物及活动时明显，自觉酸胀，不愿活动，劳累、阴雨刮风天气疼痛症状加重，查体：肱骨外上髁处压痛（＋）。舌脉：舌质红，苔白腻；脉沉迟。

西医诊断：肱骨外上髁炎。

中医诊断：肘劳（寒湿痹阻证）。

治法：活血化瘀，祛寒除湿。

取穴：阿是穴、曲池、天井、手三里；以毫火针 2 支烧至通红，点刺局部阿是穴、曲池、天井、手三里，针刺深度约 2mm，局部艾条温和灸 20 分钟，次日就诊诉肘部疼痛感较前明显减轻，6 次治疗后患者诉肘关节疼痛消失，活动自如。

按语：本病的病位位于病变局部经筋肌肉，未涉及脏腑病变。在局部痛点及腧穴使用毫火针点刺，温通经络，缓筋止痛。且促进局部血液循环、代谢，激发经络气血运行，以促进肘关节疼痛的恢复。局部取穴，"经络所过，主治所及"，直达病所以舒筋止痛。嘱患者尽量避免提壶、拧衣服、织毛衣等不利于本病恢复的动作，避免受寒受风。

（整理：张晨迪）

十五、腕管综合征

（一）概述

腕管综合征（Carpal Tunnel Syndrome）是正中神经在腕部的腕管内受卡压所致的临床常见疾患。其最常见的原因，是特发性腕管内腱周滑膜增生和纤维化，其发生的机理尚不明确。少见的病因，包括屈肌肌腹过低，类风湿等滑膜炎症，创伤或退行性变导致腕管内骨性结构异常卡压神经，腕管内软组织肿物如腱鞘囊肿等。

腕管综合征属于中医学"痹证"的范畴，该病的发病常与风寒湿热侵袭筋肉筋骨、致使气血流通不畅；或与跌打损伤、长期劳损等有关，基本病机为经络气血阻滞不通。导致手腕部的沉重、麻木、活动受限、运动障碍等。

（二）临床表现

腕管综合征在女性的发病率较男性更高，目前原因尚不清楚。该病常见的症状包括正中神经支配区（拇指、食指、中指和环指桡侧半）感觉异常和（或）麻木。夜间手指麻木很多时候是腕管综合征的首发症状，许多患者均有夜间手指麻醒的经历。部分患者早期只感到中指或中环指指尖麻木不适，而到后期才感觉拇指、食指、中指和环指桡侧半均出现麻木不适。某些患者也会有前臂甚至整个上肢的麻木或感觉异常，甚至感觉这些症状为主要不适。随着病情加重。患者可出现大鱼际最桡侧肌肉萎缩，拇指不灵活，与其他手指对捏的力量下降甚至不能完成对捏动作。

（三）治疗

1. 处方

主穴： 臂中、内关、大陵、阳溪、合谷、阿是穴。

2. 刺法

患者取适当位置，取穴处常规消毒，用2支1寸毫针烧至通红，点刺上穴，快进快出，每穴点刺 1～2 次，进针深度 2～3mm。每周治疗 1～2 次，10 次为 1 个疗程，可配合普通针刺，艾灸等疗法。

（四）验案

郭某，女性，53 岁，就诊时间：2018 年 5 月 10 日。

主诉： 右手手指麻木 1 月余。

现病史： 患者近 1 个月间断出现右手手指麻木，夜间明显，时有麻醒，甩手或改变上肢姿势后手指麻木症状可以缓解，长时间打电话或持书本看书时症状会加重；查体：右手拇指、食指、中指及环指桡侧半感觉减退；正中神经压迫实验（＋）。舌脉：舌暗，苔白；脉涩。

西医诊断： 腕管综合征。

中医诊断： 痹证（瘀血证）。

治法： 活血化瘀。

取穴： 臂中、内关、大陵、阳溪、合谷、支沟、阿是穴；用毫火针 2 支烧至通红，点刺上穴，快进快出，每穴点刺 1～2 次，进针深度约为 2mm。之后在疼痛部位行温和灸治疗 20 分钟，距离皮肤 3～5cm，以皮肤潮红为度。每周治疗 2 次，治疗 1 次后患者诉夜间麻木感减轻，治疗 3 次后患者诉无夜间麻醒情况发生，治疗 8 次后患者麻木症状痊愈。

按语： 本病的病变部位位于手腕部，毫火针点刺局部经络腧穴以达舒筋通络，活血祛瘀，畅达气血之效。臂中、内关深部有正中神经通过，点刺内关可激发正中神经的气血，促进正中神经损伤的恢复；大陵、阳溪、合谷及局部阿是穴均为局部取穴，可疏通腕部经气，调和腕部气血，以治疗腕关节局部的疾病。配合使用艾灸治疗及温通经络，调畅气血，促进疾病向愈。

（整理：张晨迪）

十六、肋软骨炎

（一）概述

肋软骨炎是指在肋软骨及胸骨连接部附近发生的自发性疼痛，是肋软骨的非特异性、非化脓性炎症，表现为局限性疼痛伴肿胀的自限性疾病。患者可能与病毒感染相关，胸肋关节韧带的慢性损伤也有可能是诱发的因素之一。该病多发生于成年女性。肋软骨炎应归属于中医的"胸胁骨痹""胁痛""痰核"等范畴。本病的发病包括内因及外因两个方面,内因多为阴阳失衡,气血亏虚,营卫失养,经脉失养导致;外因主要为胁肋部跌打损伤,劳累闪挫,外来之邪乘虚而入,瘀阻筋骨,闭塞脉络,气血瘀滞引起本病。

（二）临床表现

本病的疼痛一般局限于第2～5肋软骨与胸骨的结合部,常有自发性疼痛。疼痛自受累的胸肋关节向肋间部放射,疼痛最为显著的部位应该在胸骨外缘。局部可见隆起肿胀,压痛或者触痛,没有炎症常见的红肿表现,常伴有憋气、咳嗽,患侧上肢活动可能受限。本病为急性炎症发作,数周至数月后可恢复痊愈,但可能反复发作达数年。

（三）治疗

1. 处方

胸部相应节段的夹脊穴、阿是穴、支沟、阳陵泉。

2. 刺法

患者取坐位或者侧卧位,常规皮肤消毒,用2支1寸毫针烧至通红,点刺上穴,疾进疾出,每穴点刺1～2次,进针约2mm,后在疼痛处做拔火罐,留罐10分钟。每周治疗1～2次,3次为一个疗程。

（四）预后判断

肋软骨炎用毫火针加拔罐治疗,一般1～3次就明显收效。

（五）验案

刘某,女性,48岁,就诊时间:2017年5月22日。

主诉: 胸骨右缘疼痛10日。

现病史: 患者近10日无明显诱因出现胸骨右缘部疼痛,深呼吸、咳嗽、活动、挺胸和疲劳后疼痛可加重。查体:胸骨右侧外上方与第2肋连接处可见肿胀隆起,压痛明显。舌脉:舌质红,苔白腻;脉弦滑。X线:双肺及胸骨未见明显异常。

西医诊断: 肋软骨炎。

中医诊断: 胸痛（肝郁痰结证）。

治法: 疏肝解郁,化痰通络。

取穴: 胸部右侧第一、二肋夹脊穴、局部阿是穴、支沟、阳陵泉。用毫火针 2 支烧至通红,点刺以上穴位,疾进疾出,每穴点刺 1～2 次,进针约 2mm,后在疼痛处拔火罐,留罐 10 分钟。治疗后疼痛立刻减轻,局部稍有压痛。隔日复诊,疼痛大减,局部肿胀大消。守上法再治疗。治疗 3 次后患者症状消失,随访 3 个月未复发。

按语: 本病的病变部位位于胁肋部,毫火针点刺局部腧穴以达通络散邪止痛,疏肝解郁,活血祛瘀之效。阳陵泉为足少阳胆经的合穴,筋会,可以疏利肝胆之气,舒筋和络;支沟为手少阳三焦经的经穴,可以畅通三焦之气,散结通络。配合火罐治疗,给病邪(痰浊、瘀血等病理产物)以出路。

(整理:张晨迪)

十七、急性腰扭伤

(一)概述

急性腰扭伤是腰部肌肉、筋膜、韧带等软组织因外力作用突然受到过度牵拉而引起的急性撕裂伤,常发生于搬抬重物,腰部肌肉强力收缩时。急性腰扭伤可使腰骶部肌肉的附着点、骨膜、筋膜和韧带等组织撕裂。中医学属于"伤筋"或"闪腰"范畴。

(二)临床表现

本病多有明显的急性腰扭伤史,常见于青壮年和体力劳动者,下腰段为好发部位。患者伤后立即出现腰部疼痛,呈持续性剧痛,次日可因局部出血、肿胀、腰痛更为严重;也有的只是轻微扭转一下腰部,当时并无明显痛感,但休息后次日感到腰部疼痛。腰部活动受限,不能挺直、俯、仰、扭转感困难,咳嗽、喷嚏、大小便时可使疼痛加剧。腰骶部有明显疼痛点和肌肉痉挛,伴脊柱侧弯以减轻疼痛,有明显的放射痛。站立时往往用手扶住腰部,坐位时用双手撑于椅子,以减轻疼痛。腰肌扭伤后一侧或两侧当即发生疼痛;有时可以受伤后半天或隔夜才出现疼痛、腰部活动受阻,静止时疼痛稍轻、活动或咳嗽时疼痛较甚。检查时局部肌肉紧张、压痛及牵引痛明显,但无淤血现象。

（三）治疗

1. 处方

主穴：患侧阿是穴、后溪、腰阳关。

患侧阿是穴：腰部疼痛点。

2. 刺法

患者俯卧位，常规消毒皮肤，将 2 支 1 寸毫针烧红，快进快出，先点刺后溪穴，再点刺疼痛点及腰阳关，每穴点刺 1 ～ 2 次。患者再取侧卧位，疼痛点在上侧，用毫针针刺阿是穴、腰阳关，并在这两穴做温针灸。每日 1 次，3 次为一疗程。

（四）预后判断

毫火针为主治疗此病，镇痛立即收效。一般治疗 1 ～ 3 次疼痛消除或大减。

（五）验案

赵某，男，39 岁，就诊时间：2017 年 5 月 13 日。

主诉：腰部疼痛 3 天。

现病史：3 天前搬重物后出现腰部疼痛，左侧为重，不能转侧，无下肢放射痛，自行贴膏药不缓解，夜间疼痛加重。查体：左侧腰骶部压痛明显，肌肉紧张，腰部活动受限，直腿抬高试验（－）。舌暗红，苔薄白，舌下静脉迂曲；脉弦。

西医诊断：急性腰扭伤。

中医诊断：闪腰（血瘀证）。

治法：活血化瘀，通络止痛。

取穴：后溪、阿是穴、委中、腰阳关。常规消毒皮肤，将 2 支 1 寸毫针烧红，先点刺患者后溪、阿是穴、委中，每穴点刺 2 次。患者再取侧卧位，疼痛点在上侧，用毫针针刺阿是穴、腰阳关，并在这两穴做温针灸。当日治疗后，患者腰部疼痛立刻减轻，可轻度活动，3 次治疗后腰部活动正常，疼痛消失。

按语：毫火针镇痛力强，点刺阿是穴以痛为腧，通阳活血止痛，疏通局部气机。后溪为八脉交会穴之一，通于督脉属小肠经。腰阳关属督脉，督脉起于胞中，贯脊属肾，腰为肾之府，故本穴可治疗腰部疾患。委中为足太阳膀胱经之合穴，"腰背委中求"出自《四总穴歌》，是指凡腰背部病证都可取委中治疗。温针灸阿是穴、腰阳关可温通止痛。毫火针治疗此病，镇痛效果立竿见影。

（整理：邱显雯）

十八、踝关节扭伤

（一）概述

踝关节扭伤很常见，可发生于任何年龄段。多因在不平的路面上行走、跑步、跳跃或下楼梯时，踝关节突然受到过度的外翻暴力引起，所致的踝关节部肌腱、腱鞘、韧带、滑膜、滑囊、肌肉等软组织挫伤。中医学属于"伤筋"或"筋痹"范畴。

（二）临床表现

踝关节扭伤的临床表现包括伤后迅即出现扭伤部位的疼痛和肿胀，随后出现皮肤瘀青。严重者患足因为疼痛肿胀而不能活动。外踝扭伤时，患者在尝试行足内翻时疼痛症状加剧。内侧三角韧带损伤时，患者在尝试行足外翻时疼痛症状加剧。经休息后疼痛和肿胀可能消失，会出现因韧带松弛导致的踝关节不稳，反复扭伤。

（三）治疗

1. 处方

阿是穴（局部痛点）、解溪、丘墟、照海、太溪。

2. 刺法

患者仰卧位，常规消毒皮肤，将2支1寸毫针烧红，快进快出，每穴点刺1～2次。踝关节外侧扭伤取阿是穴、解溪、丘墟；踝关节内侧扭伤取阿是穴、照海、太溪。其后行温针灸治疗，留针20分钟。每日1次，3次为一疗程。

（四）预后判断

用毫火针温针灸联合疗法治疗，踝关节扭伤急性期镇痛、消肿力强。后期散瘀消肿，促局部组织修复为主，收效佳。

（五）验案

苏某，女，56岁，就诊时间：2017年3月10日。

主诉：右踝部疼痛3月。

现病史：患者 3 个月前右踝部不慎扭伤，就诊于当地医院，诊断为软组织挫伤，外敷中药治疗后，足踝部红肿逐渐消退，现久立或久行后出现右踝部酸胀疼痛，局部轻度肿胀。查体右踝外侧前下方轻压痛，活动正常。舌暗体胖大，苔白腻；脉沉。

西医诊断：踝关节软组织挫伤。

中医诊断：筋痹（气虚寒凝证）。

治法：舒筋散寒止痛。

取穴：阿是穴、解溪、丘墟。患者仰卧位，先将 2 支 1 寸毫针烧红，点刺局部阿是穴、解溪、丘墟，快进快出，每穴点刺 2 次。再用毫针针刺以上三穴，行温针灸治疗，留针 20 分钟。每日 1 次，3 次为一疗程。患者首诊治疗后自觉踝部轻松，2 个疗程后酸胀感消失，肿胀消退。

按语：毫火针温阳通脉，点刺阿是及其他局部腧穴，以活血消肿、散瘀止痛为主。温针灸以加强温通之力。毫火针治疗此病，以局部取穴为主收效显著。急性期应注意休息，减少活动。损伤后期注意保暖，避免风冷潮湿。

（整理：邱显雯）

十九、尾骨痛

（一）概述

尾骨痛是骶骨下部、尾骨及其周围部位疼痛的综合征。无论是特发性尾骨痛或外伤性尾骨痛，其致痛因素主要来自尾骨本身及尾骨周围软组织。多由尾骨或骶尾关节的损伤、感染、肿瘤、分娩后、肛门直肠术后、妇科手术及不当的坐姿引起。在中医学中属"痹证"范畴。

（二）临床表现

尾骨痛有急性和慢性之分，急性外伤性疼痛表现为：局部压痛明显，站坐姿势改变时疼痛加剧，骶尾部周围组织有不同程度的损伤改变；慢性疼痛表现为：不能长时间久坐，按压尾骨时疼痛不剧烈。

（三）治疗

1.处方

阿是穴、会阳、次髎、秩边。

阿是穴：局部疼痛点。

2. 刺法

患者俯卧位，常规消毒皮肤，将 2 支 1 寸毫针烧红，快进快出点刺，深度 3 ～ 5mm。并在局部阿是穴、会阳穴行温针灸治疗，留针 20 分钟，疼痛不明显者以温灸盒治疗。每日 1 次，6 次为一疗程。

（四）预后判断

尾骨痛用毫火针为主治疗，收效佳，往往几次治疗疼痛消除或大减。

（五）验案

卫某，女，36 岁，就诊时间：2017 年 4 月 15 日。

主诉： 产后骶尾部疼痛半年。

现病史： 半年前产后数日出现骶尾部酸痛，不能久坐，且怕风畏冷，手脚冰凉。查体：骶尾部未见肿胀，局部皮色皮温正常，压痛点不明显。舌淡，苔白；脉沉缓。X 线片：骶尾骨未见明显异常。

西医诊断： 骶尾骨炎。

中医诊断： 痹证（气虚寒凝证）。

治法： 温阳散寒止痛。

取穴： 阿是穴、会阳、次髎、秩边。患者俯卧位，将 2 支 1 寸毫针烧红，点刺阿是穴、会阳、次髎、秩边，快进快出，每穴点刺 1 次。其后在腰骶部置艾灸盒，灸 20 分钟。首诊后患者诉疼痛减轻，1 个疗程后骶尾部疼痛消失，手脚冰凉好转。

按语： 该患者产后气血两虚，阳气不得以附，则畏寒肢冷，腰骶部疼痛日久不愈，毫火针借火通阳；秩边、次髎为足太阳膀胱经腧穴，具有强腰膝、利下焦的功效；根据穴位的近治作用，针刺取尾骨局部的会阳穴，以疏通经络，活血化瘀。用毫火针配合灸法相须为用，以加强温通经络作用，改善局部微循环，达到"通则不痛"。

（整理：邱显雯）

二十、滑膜炎

（一）概述

滑膜炎是滑膜受到各种刺激（如创伤、感染、骨质增生、结核、关节退变、风湿病、手术等）产生炎性反应，造成滑膜细胞分泌失调形成积液的一种关节病变。临床常见的滑膜炎以退行性滑膜炎最多见，即骨关节炎性滑膜炎；以膝骨关节炎性滑膜炎最常见，即膝关节滑膜受到急性创伤或慢性劳损等刺激时，引起滑膜损伤、破裂，产生膝关节腔内积血或积液的一种非感染性炎症反应。髋关节滑膜炎主要见于儿童，表现为疼痛，不敢屈髋活动，跛行，但常可跛行玩耍。主要是患儿多有蹦、跳、跑等剧烈活动史，多无外伤史，多数起病缓慢，经制动处理或者药物治疗可以自行缓解，无进一步关节损害。风湿性滑膜炎，顾名思义由于风湿疾病所引起，主要包括类风湿关节炎、风湿性关节炎、强直性脊柱炎、骨关节炎、痛风、结缔组织病等。感染性关节炎则多由于致病菌感染引起，包括结核性的，影像学和实验室检查往往能够确诊。

（二）临床表现

急性滑膜炎多有明显的外伤史，伤后肿胀、疼痛。慢性滑膜炎有劳损和关节疼痛的病史，局部关节按之可有韧厚感，活动受限。膝关节滑膜炎可见膝关节出现疼痛、肿胀，局部温度增高和关节活动受限，症状轻重与疾病性质和关节内积液的多少有关；当膝关节主动屈曲时，疼痛加剧，且有肿胀感。髋关节滑膜炎表现为大粗隆、臀外侧、腹股沟等部位疼痛，可放射至膝，髋的内旋和伸直活动受限。

（三）治疗

1. 处方

主穴：阿是穴、阳陵泉。

阿是穴：局部疼痛点。

配穴：膝关节取膝眼、鹤顶、膝阳关；髋关节取髀关、环跳、居髎。

2. 刺法

常规消毒皮肤，将 2 支 1 寸毫针烧红，取相应穴位快进快出点刺 2 次，进针深度 3mm。对于肿胀、积液明显者，可局部以 3 支毫火针点刺 2～3 次后，配合温针灸治疗。每周治疗 2 次，10 次为一疗程。儿童髋关节滑膜炎不配合毫火针治疗时，可用艾条在局部施温和灸，每次每穴 10 ～ 20 分钟，以局部皮肤温热潮红为度。

（四）验案

张某，女，42 岁，就诊时间：2017 年 11 月 11 日。

主诉： 右膝关节疼痛 2 年余，加重 1 周。

现病史： 2 年前运动时不慎将膝关节扭伤，诊断"右膝关节半月板损伤"，每遇劳累或阴雨天，右膝关节时有肿胀、疼痛，1 周前登山后出现右膝关节肿胀就诊。查体：右膝关节肿胀，屈伸不利，局部压痛。舌暗，苔白腻；脉濡。

西医诊断： 膝关节滑膜炎。

中医诊断： 膝痹（风寒湿痹证）。

治法： 祛风除湿，通利关节。

取穴： 阿是穴、鹤顶、膝阳关、阳陵泉。患者仰卧位，膝下垫一棉垫，将 2 支 1 寸毫针烧红，点刺患膝局部阿是、鹤顶、膝阳关、阳陵泉，每穴点刺 1 次。其后选取内、外膝眼行温针灸治疗，留针 20 分钟。首诊后患者诉右膝疼痛明显减轻，1 个疗程后膝痛消除，肿胀大减。

按语： 该患者每遇劳累或阴雨天加重，为阳气亏虚，寒湿凝滞经脉关节，毫火针借火通阳，鼓舞人体的阳热之气，点刺局部通利经脉，消肿止痛。急性滑膜炎应及时、正确的治疗，以免转成慢性滑膜炎。滑膜炎的患者应减少活动，待滑膜炎消退后再逐渐恢复正常活动和运动。长期、过度、剧烈的运动或活动是诱发创伤性滑膜炎的基本原因之一，易导致滑膜炎的复发，对反复发生滑膜炎的患者一般建议避免长期剧烈活动该关节。已经有膝关节疼痛的患者可以戴护膝保暖，一旦出汗需及时擦干。体重超重者，注意节制自己的饮食，以免使体重过重，增加关节的负担，从而导致关节软骨的磨损加剧。

（整理：邱显雯）

二十一、强直性脊柱炎

（一）概述

强直性脊柱炎（AS）是一种慢性炎症性疾病，主要侵犯骶髂关节、脊柱骨突、脊柱旁软组织及外周关节，其特征性病理改变为肌腱、韧带附着点炎症，如不及时治疗，病变可逐步由骶椎向腰、胸、颈椎发展以至脊柱关节弯曲、变形、强直，甚至出现柱状腰、驼背等，导致脊柱融合，并波及外周关节及眼、肺、肾等脏器，致残率较高。

本病可归属于中医的"骨痹""腰痛""肾痹""尪痹"等范畴。中医认为先天禀赋不足，复感风寒湿热等邪气或房劳过度伤肾、饮食不节或跌仆损伤，邪滞筋骨，督脉失养，引发该病。

（二）临床表现

强直性脊柱炎的主要临床表现为病变关节的酸痛和僵硬。其发病隐袭，逐渐出现腰背部、骶髂关节疼痛，半夜痛醒，翻身困难，晨起或久坐后起立时僵硬感明显，活动后可缓解；随病情进展，可由腰椎向胸椎、颈椎发展，出现相应部位的疼痛、僵硬、活动受限及强直畸形。该病多见于青年男性。

（三）治疗

1. 处方

主穴：阿是穴、夹脊、大椎、身柱、筋缩、命门、腰俞、腰阳关、肾俞、委中。

2. 刺法

患者俯卧位，常规消毒皮肤，取 2 ~ 3 支 1 寸毫针烧红，快进快出，每穴点刺 1 ~ 2 次，进针深度 2 ~ 3mm。每周治疗 2 次，10 次为一疗程。可配合肾俞、大椎、身柱温针灸治疗。

（四）验案

刘某，男，31 岁，就诊时间 2014 年 9 月 8 日。

主诉：腰骶部疼痛 5 年余，颈腰痛加重 2 天。

现病史：患者于 2009 年无明显诱因出现腰部疼痛不适，骶髂关节处尤为明显，病情逐渐加重，因肢体活动受限，行动不便，不能工作，至北京某院就诊，检查确诊 AS。查体：四肢肌张力正常，背部肌肉板状僵硬，直腿抬高试验（－），"4"字试验（＋），腰部活动度偏小，脊柱活动度受限，生理反射存在，病理反射未引出。舌淡，苔白；脉濡迟。

西医诊断：强直性脊柱炎。

中医诊断：骨痹（寒湿痹阻证）。

治法：温阳散寒，祛湿止痛。

取穴：阿是穴、华佗夹脊穴、肾俞、筋缩、腰阳关、委中、大椎、命门穴。给以毫火针配合温针灸治疗。先取毫火针 2 支，烧针后点刺阿是穴、华佗夹脊穴、肾俞、筋缩、腰阳关、委中、大椎、命门穴。后在肾俞、腰阳关、阿是穴处进行温针灸 20 分钟。连续治疗 2 周，每周 5 次，共治疗 10 次，患者腰骶部疼痛明显改善，"4"字试验（－），腰部活动度增大。

按语：强直性脊柱炎病位多在脊柱、腰骶，经脉辨证主要责之于足太阳膀胱经和督脉，督脉为阳脉之会，振奋督脉有助于振奋一身之阳，毫火针点刺有借火通阳、温阳复脉之功。督脉与足太阳膀胱经通行，二者相互贯通，夹脊穴可沟通二脉，毫火针点刺阿是穴以温阳散瘀止痛，夹脊穴可调节两经，具有活血通络的作用。肾俞和委中穴归属于足太阳膀胱经，肾俞为肾虚腰脊痛之要穴，温灸作用持久，直接激发经气；筋缩疏通脊背中部经气；命门配腰阳关能振奋腰部阳气；腰阳关配合委中，可以疏调督脉和膀胱经气，"腰背委中求"使其通则不痛。诸穴配伍达到疏通督脉、温通阳经、除痹止痛的功效。

（整理：赵爱梅）

二十二、风湿性关节炎

（一）概述

风湿性关节炎是一种常见的急性或慢性结缔组织炎症，是风湿热的一种表现，临床以关节和肌肉游走性酸楚、红肿、疼痛为特征。与 A 组乙型溶血性链球菌感染有关，寒冷、潮湿等因素可诱发本病。下肢大关节如膝关节、踝关节最常受累。风湿性关节炎活动期病理改变为关节滑膜及周围组织水肿，滑膜下结缔组织中有黏液性变，纤维素样变及炎性细胞浸润，有时有不典型的风湿小体。活动期过后，关节内的渗出物可被吸收，一般不引起粘连，因此并不产生关节变形等后遗症。属于中医的"痹证"范畴。中医认为本病与内因和外因皆相关，内因是肝、脾、肾三阴本亏，外因是风寒湿热邪外袭。

（二）临床表现

风湿热出现之前会出现不规则的发热现象，多为轻中度发热，脉搏加快，多汗，关节疼痛是风湿性关节炎首要的症状，全身关节都有可能发生疼痛，但是以大关节受累更为常见，如膝关节、踝关节、肩关节、腕关节等。典型的表现为对称性、游走性疼痛，并伴有红、肿、热的炎症表现。伴有肌肉疼痛等，通常急性炎症症状持续 2～4 周消退，一个关节症状消退，另一个关节的症状又可出现，也有几个关节同时发病的。关节症状受气候变化影响较大，常在天气转冷或下雨前出现关节痛。急性期过后不遗留关节变形，这些与类风湿关节炎不同。风湿热活动期以累及关节和心脏为主，因此风湿性关节炎患者常伴有心肌炎、心内膜炎、心包炎等，有心悸、气促、心前区疼痛等症状。血沉和 C 反应蛋白通常是各种炎症的指标，在风湿性关节炎患者的急性期，血沉可达 90mm/h 以上；C 反应蛋白也在 30mg/L（30μg/mL）以上。急性期过后（1～2 月）渐渐恢复正常。80% 的风湿性关节炎患者抗"O"增高，> 500U，病情恢复后，这种抗体可逐渐下降。

（三）治疗

1. 处方

主穴：阿是穴、大椎、身柱、曲池。

阿是穴：各关节病痛局部或病痛的反应点。

2. 刺法

常规消毒皮肤，取 2 支 1 寸毫针烧红，快进快出，每穴点刺 1～2 次，进针深度 2～3mm。每周治疗 2 次，10 次为一疗程。可配合温针灸治疗。

（四）预后判断

毫火针为主治疗风湿性关节炎对治疗关节疼痛、缓解关节不适症状、消肿等收效快而明显。

（五）验案

李某，女，45 岁，就诊时间：2015 年 3 月 18 日。

主诉：患者双膝疼痛 2 年，加重 2 天。

现病史：患者 2 年前出现双膝疼痛，反复发作，阴雨天时症状加重，2 天前因受凉出现双膝疼痛，右膝疼重，局部肿胀，行走困难。舌淡红，苔白腻，脉滑。查血沉 90mg/h，抗"O"> 600U，C 反应蛋白也在 33mg/L。

西医诊断：风湿性关节炎。

中医诊断：痹证（寒湿痹阻证）。

治法：温经通络，散寒止痛。

取穴：阿是穴、内外膝眼、鹤顶、足三里。给以毫火针配合温针灸治疗。穴位常规消毒，先取毫火针 2 支，烧针后点刺阿是穴、内外膝眼、鹤顶、足三里。后在内外膝眼处进行温针灸 20 分钟。第 1 次治疗后自觉膝痛减轻，每天治疗 1 次，10 次为一疗程。连续治疗 5 次后，患者右膝疼痛明显改善，可正常步行。两疗程治疗后，双膝关节肿胀、疼痛消除，随访 3 月未复发。

按语：风湿热之邪乘虚外袭，或风寒湿痹延久化热。毫火针疗法治疗风湿性关节炎，借火力以温通经络，开门祛邪，快速止痛。不仅可改善局部组织的外环境，达到消炎止痛的效果。大椎、身柱、曲池以通阳、祛风、除湿，毫火针点刺各病变关节部腧穴，以祛邪止痛，并能通调经络，行气活血。

（整理：赵爱梅）

二十三、类风湿性关节炎

（一）概述

类风湿性关节炎又称类风湿（Rheumatoid arthritis，RA），是一种病因尚未明了的慢性全身性炎症性疾病，是自身免疫性疾病的一种，以侵蚀性关节炎为主要表现。该病由于炎性细胞浸润、滑膜增生、血管翳形成、侵蚀性软骨及骨组织损伤，导致进行性、不可逆性的关节结构破坏，造成关节畸形。与中医的"痹证""尪痹""历节"等病证相关。中医认为先天禀赋不足，感受风、寒、湿、热诸邪，邪阻经络，凝滞关节，不通则痛；或劳逸不当、病后失调致气虚血弱，血行不畅，经络闭阻，造成关节畸形，屈伸不利，甚则累及脏腑。

（二）临床表现

本病临床表现为对称性、持续性关节肿胀和疼痛，常伴有晨僵，多关节受累，呈对称性多关节炎，受累关节以近端指尖、掌指关节、腕关节、肘关节、膝关节和足趾关节最为多见，中晚期可出现手的畸形，有梭形肿胀、尺侧偏斜、天鹅颈样畸形、纽扣花样畸形等，足的畸形有跖骨头向下半脱位引起的仰趾畸形、外翻畸形、跖趾关节半脱位、弯曲呈锤状趾及足外翻畸形。女性多发，以 30～50 岁为发病高峰年龄。血清类风湿因子多为阳性。

（三）治疗

1. 处方

主穴：阿是穴、合谷、太冲。

阿是穴：各病变关节疼痛处，关节变形肿胀处。

2. 刺法

常规消毒皮肤，取 2 支毫针烧红，快进快出，每穴点刺 1～2 次，进针深度 2～3mm。每周治疗 3 次，12 次为一疗程。可配合温针灸治疗。

（四）预后判断

毫火针为主治疗类风湿性关节炎对减轻关节疼痛、缓解关节不适症状、消肿等收效快而明显。

（五）验案

王某，女，52 岁，就诊时间 2014 年 11 月 20 日。

主诉：双侧手指肿胀疼痛 3 年，加重 1 周。

现病史：患者于 2011 年突然出现双侧手指肿胀疼痛，晨起活动不利，关节肿胀变性，曾于北京某医院就诊，查 RF（+），确诊为类风湿性关节炎，予甲氨蝶呤片治疗，症状有所缓解。1 周前因接触凉水、劳累，双手指疼痛加重，查体：双手指指间关节出现轻微变形，活动度减少。舌红，苔薄；脉沉细。

西医诊断：类风湿性关节炎。

中医诊断：痹证（肝肾阴虚证）。

治法：温补肝肾，通络止痛。

取穴：阿是穴。给以毫火针配合温针灸治疗。穴位常规消毒，先取毫火针 2 支，烧针后点刺各个关节阿是穴，后在关节最疼痛穴处进行温针灸 20 分钟。每周治疗 3 次，12 次为一疗程。治疗一疗程后患者关节疼痛明显改善，指间活动自如。

按语：毫火针疗法借火助阳，且开门祛邪，具有散寒祛湿、温通经络的作用，可加快体内血液循环，清除病变关节有形之邪，以达到消炎止痛的目的，正所谓通则不痛。太冲为足厥阴肝经的原穴，具有疏肝理气、通经活络的作用，与手阳明大肠经合谷相配，一阴一阳，一升一降，上下配穴，行气活血，使气血升降协调，阴阳顺接，共同发挥调理脏腑、平衡阴阳、祛风止痛、通达气血的功效。

（整理：赵爱梅）

二十四、痛风性关节炎

（一）概述

痛风性关节炎为痛风患者关节受累的表现，是痛风的主要临床表现之一。痛风是一组遗传性或获得性嘌呤代谢紊乱和（或）尿酸排泄障碍所致的综合征。其特点为血尿酸增高，导致细胞外液中尿酸盐结晶处于过饱和状态，尿酸盐沉积在关节囊、滑囊、软骨、骨质和其他组织中而引起免疫反应及炎性反应。

本病属于中医的"痹证""历节""白虎风""痛风"等范畴。发病机理以脾肾亏虚为本，外感六淫之邪，风寒湿热侵袭经络，气血运行不畅，瘀血内生，终致湿、热、痰、瘀阻滞关节，不通则痛，从而发为痛风。

（二）临床表现

通常分为3期：

①急性关节炎期：多在夜间突然发病，受累关节剧痛，首发关节常累及第一跖趾关节，其次为踝、膝等。关节红、肿、热和压痛，全身无力、发热、头痛等。可持续3～11天。饮酒、暴食、过劳、着凉、手术刺激、精神紧张均可成为发作诱因。

②间歇期：为数月或数年，随病情反复发作，间期变短、病期延长、病变关节增多，渐转成慢性关节炎。

③慢性关节炎期：由急性发病转为慢性关节炎期平均11年左右，关节出现僵硬畸形、运动受限。30%左右患者可见痛风石和发生肾脏合并症，以及输尿管结石等。晚期有高血压、肾和脑动脉硬化、心肌梗塞。少数患者死于肾功能衰竭和心血管意外。

（三）治疗

1. 处方

主穴：阿是穴（病痛局部或病痛的反应点）。

2. 刺法

患者仰卧位，常规消毒皮肤，将2支1寸毫针烧红，快进快出，点刺、密刺关节红肿疼痛处，进针深度 3mm，并在局部进行拔罐放血，留罐 10 分钟。每日治疗 1 次，3 次为一疗程。

（四）预后判断

毫火针加拔罐放血治疗痛风性关节炎起效快，镇痛消肿强，一般治疗 2 ～ 6 次可消除。

（五）验案

侯某，男，48 岁，就诊时间：2014 年 5 月 26 日。

主诉：右脚趾疼痛 2 年，加重 1 天。

现病史：患者于 2012 年无明显诱因出现右趾疼痛，至我院针灸治疗后，症状缓解。1 天前因大量饮啤酒疼痛加重，查体：右第一趾跖骨处红肿疼痛，关节液结果显示尿酸盐结晶（+），血尿酸 620μmol/L。舌红，苔水滑；脉滑。

西医诊断：痛风性关节炎。

中医诊断：痹证（湿热痹阻证）。

治法：通络止痛。

取穴：阿是穴。给以毫火针配合拔罐治疗。穴位常规消毒，先取毫火针 2 支，烧针后密刺法点刺阿是穴 5 ～ 6 次。后在红肿疼痛处拔罐，留罐 10 分钟，取罐后用酒精棉球擦净。治疗后疼痛立减，治疗 2 次后基本无症状。

按语：痛风性关节炎主要是痰瘀沉积于关节，毫火针疗法借火助阳，温通经络，以火热之力来鼓舞全身的气血达到通则不痛的目的，毫火针针口较普通针灸稍大，可开门祛邪，局部配合拔罐放血，可将关节沉积物、痰、瘀毒、湿热之邪等排出体外，达到邪去则痛止之效。对急性痛风性关节病变收效显著。

（整理：赵爱梅）

二十五、股骨头坏死

（一）概述

股骨头坏死是股骨头血供中断或受损，引起骨组织及骨髓成分死亡，紧接发生随后的修复，继而导致股骨头结构改变、股骨头塌陷、关节功能障碍的疾病。股骨头坏死固然会引起局部疼痛，关节活动和负重行走功能障碍，但人们不要受"坏和死"文字含义恐怖的影响，股骨头坏死病变，毕竟局限，累及个别关节，可以减轻、消退和自愈，即便严重，最后还可以通过人工髋关节置换补救，仍能恢复步行能力。

本病属于中医的"骨痹""骨蚀""骨痿"等病证范畴，由于内因和外因的共同作用而导致的人体气血阴阳失衡得病，其病机以肝肾亏虚为本，血瘀阻滞为标，属本虚标实之证。

（二）临床表现

股骨头坏死的症状和体征多种多样，最常见的症状就是疼痛，疼痛的部位是髋关节、大腿近侧，可放射至膝部。疼痛可以因坏死组织修复的炎症病变或炎症病灶内的高压引起，可表现为持续痛，静息痛。骨软骨塌陷变形导致创伤性关节炎，或有髋关节周围肌肉韧带附着部位慢性损伤性疼痛。髋部活动受限，特别是旋转活动受限，或有痛性和短缩性跛行。

（三）治疗

1. 处方

主穴：阿是穴、髀关、维道、居髎、环跳、承扶、足三里、气海、肾俞。

阿是穴：病痛局部或病痛的反应点。

2. 刺法

患者侧卧位，常规消毒皮肤，将 2 支 1 寸毫针烧红，快进快出，上述穴位每次选取 4 ～ 6 穴治疗，每穴点刺 1 ～ 2 次，进针深度 3mm。每周治疗 2 次，12 次为一疗程。

（四）验案

张某，男，62 岁，就诊时间：2014 年 7 月 21 日。

主诉：右侧大腿根部疼痛 1 年余，加重 1 周。

现病史：患者于 2013 年出现右侧大腿根部疼，有糖尿病史，且常年服用激素，曾于我院就诊，查 CT 结果示骨头坏死，直腿抬高试验（－），"4"字试验（＋），腰部活动度偏小，走路时步态不稳。舌暗，苔白；脉沉。

西医诊断：股骨头坏死。

中医诊断：骨痹（瘀血阻络证）。

治法：活血通络，温经止痛。

取穴：阿是穴、髀关、维道、居髎、环跳、承扶、血海、足三里。给以毫火针配合温针灸治疗。穴位常规消毒，先取毫火针 2 支，烧针后点刺阿是穴、髀关、维道、居髎、环跳、承扶、血海、足三里。后在髀关、维道穴处进行温针灸 20 分钟。每周治疗 3 次，每个疗程 10 次，共治疗 3 个疗程，患者右侧大腿根部疼痛明显改善，"4"字试验（－），腰部活动度增大，步态平稳。

按语：疼痛是股骨头坏死的主要症状，毫火针点刺特定的穴位，具有改善局部血液循环、扶正祛邪、疏通经络作用，镇痛作用明显。阿是穴、髀关、维道、居髎、环跳、承扶等穴位都是病变局部穴位，毫火针治疗可通过强通达活血祛瘀、舒经通络之效，足三里为胃经之合穴，可补后天之气血。气海为任脉上穴位，肾俞为肾之背俞穴，合用则补肾益髓壮骨，促进股骨头功能修复。

（整理：赵爱梅）

第四章　妇科病证

一、月经不调

（一）概述

月经不调也称月经失调，是妇科常见疾病，指月经周期、经期和经量发生异常，以及伴随月经周期出现明显不适症状的疾病，病因可能是器质性病变或是功能失常。如发育异常、器质病变或药物、神经内分泌功能失调，或情绪异常、寒冷刺激、节食、嗜烟酒均可引起月经失调，中医亦称"月经不调"或"经乱"，其病因主要为先天不足，后天失调，机体脏腑功能失调，气血错乱所致。

（二）临床表现及辨证分型

月经不调的临床表现为月经周期或出血量的异常，主要包括月经先期、月经后期、月经先后无定期、月经过多、月经过少、经期延长等；可伴月经前、经期时的腹痛及全身症状。

血寒凝滞证：经期延后，小腹冷痛，色暗量少，得热则减，面色苍白、畏寒，舌苔薄白；肝血亏虚证：经期错后，量少色淡质清稀，头晕眼花，少寐多梦，心悸，面色萎黄，舌淡，苔少，脉细弱；肝郁化热证：经行不畅，月经量少，色暗有块，两胁、乳房及小腹胀痛，胸闷不适，口苦咽干，舌苔薄黄，脉弦；肾气不足证：经期先行或经期延长，量多色淡质清稀，神疲乏力，心悸，小腹空坠，舌淡，苔薄，脉细无力；肾阳亏虚证：量少质稀，色淡红或暗红，头晕耳鸣，腰膝酸软，或小腹冷痛，夜尿增多，舌苔淡薄，脉弱或沉迟；痰湿阻滞证：月经周期延后，量少，色淡红，质黏而稠，黏腻如痰，心胸烦闷，白带增多，色白黏腻，舌胖，苔白腻，有齿痕，脉滑。

（三）治疗

1. 处方

主穴： 三阴交、归来、关元。

配穴： 虚寒加命门、神阙；血热加地机、行间；气郁加期门、太冲；肾虚加太溪、肾俞；血虚加脾俞、血海；气虚加脾俞、足三里。

2. 刺法

患者仰卧位，常规消毒皮肤，将2支1寸毫火针针尖烧至通红后迅速点刺三阴交、归来、关元，每穴点刺2次，进针深度约3mm。一般经期干净后两周开始治疗，一周3次，来经后停止治疗。

其他配穴均以毫针施术，平补平泻手法，得气后留针20分钟，神阙穴灸盒灸。

（四）验案

邢某，女，25岁，就诊时间：2016年6月15日。

主诉： 月经后期1月余。

现病史： 患者1个月前因感受风寒后月经延后10天，经量减少，色暗，经期小腹部冷痛，喜温喜按，平素怕冷，神疲乏力，眠差梦多，舌淡苔白，脉细。查尿HCG阴性。

西医诊断： 月经不规则。

中医诊断： 月经不调（血寒凝滞证）。

治法： 暖宫散寒，活血化瘀。

取穴： 三阴交、归来、关元、地机、命门。以毫火针加温针灸治疗。先用毫火针2支点刺三阴交、归来、关元、地机、命门，每穴点刺2次；再在三阴交施温针灸，神阙灸盒灸、温和灸交替使用，每次20分钟。每周治疗3次，治疗3次后腹冷改善，1个周期后经期正常，小腹冷痛消除。3个月后随访月经恢复正常。

按语： 月经不调以冲脉为病，血海为冲脉之源，脾胃亏虚则气血生化失源、运化失常，久之则血海空虚，冲任不调；加之肾气不足，水谷精微失于供养，外感火热、风冷之邪，积寒客于胞宫，冲脉损伤，冲气逆乱与忧思郁怒可致任脉瘀阻，久之可致月经不调。早在元代就有医家应用针灸法治疗本病，通过针刺相关穴位起到通调冲任、理合气血的效果。毫火针借火之力，暖宫散寒化瘀力强，选取三阴交、归来、关元为主穴，针刺主穴可使脾肾气旺，温养气血，辅以配穴，则具有理气和血之效。有相关研究指出，对腹部穴位进行针刺治疗可有效调节患者体内的雌激素分泌水平，同时有助于激活卵巢功能，确保成熟卵泡能够顺利排出，这对月经不调治疗效果的改善有重要作用。一般功能性月经不调以毫火针为主治疗效果理想。

（整理：徐明珠）

二、痛经

（一）概述

妇女在行经前后或经期出现下腹及腰骶部疼痛，甚至剧痛难忍，伴恶心呕吐、出冷汗，并伴随月经周期而发作者，称为痛经。痛经分为原发性痛经和继发性两类，原发性痛经指生殖器官无器质性病变的痛经；继发性痛经指由盆腔器质性疾病，如子宫内膜异位症，子宫腺肌病等引起的痛经。

（二）临床表现及辨证分型

原发性痛经在青春期多见，常在初潮后 1～2 年内发病；伴随月经周期规律性发作的以小腹疼痛为主要症状，最早出现在经前 12 小时，以行经第 1 日疼痛最剧烈，持续 2～3 日后缓解；疼痛常呈痉挛性，一般不伴有腹肌紧张或反跳痛；可伴有恶心、呕吐、腹泻、头晕、乏力等症状，严重时面色发白、出冷汗。继发性痛经症状同原发性痛经，若由内膜异位引起的疼痛常常进行性加重。

气血瘀滞证：经前或经期小腹胀痛拒按，或伴乳胁胀痛，经行量少不畅，色紫黑有块，块下痛减，舌质紫暗或有瘀点，脉沉弦或涩；寒湿凝滞证：经行小腹冷痛，得热则舒，经量少，色紫暗有块，伴形寒肢冷，小便清长，苔白，脉细或沉紧；肝郁湿热证：经前或经期小腹疼痛，或痛及腰骶，或感腹内灼热，经行量多质稠，色鲜或紫，有小血块，时伴乳胁胀痛，大便干结，小便短赤，平素带下黄稠，舌质红、苔黄腻，脉弦数；气血亏虚证：经期或经后小腹隐痛喜按，经行量少质稀，形寒肢疲，头晕目花，心悸气短，舌质淡、苔薄，脉弦数；肝肾亏虚证：经期或经后小腹绵绵作痛，经行量少，色红无块，腰膝酸软，头晕耳鸣，舌淡红、苔薄，脉细弦。

（三）治疗

1. 处方

主穴：中极、次髎。

配穴：气血瘀滞配气海、地机、血海；寒湿凝滞配三阴交、地机、命门、十七椎，可加灸；肝郁湿热配太冲、阴陵泉、足临泣；气血亏虚配肾俞、足三里，加灸中脘；肝肾亏虚配肝俞、肾俞、太溪、照海。

2. 刺法

患者先取俯卧位，局部消毒后，将2支1寸毫针针尖针体烧红至通红后迅速点刺次髎2次，进针深度为3mm，不留针。然后再令患者取仰卧位，局部消毒后，用毫火针点刺中极穴，点刺2次，进针深度为3mm；其他配穴均以毫针施术，足三里、太溪用提插捻转补法，阴陵泉、三阴交、太冲、地机、血海、照海、足临泣用泻法，得气后留针20分钟。月经前3～5天开始治疗，每日1次，连续治疗至该次经期痛经完全消失为止，每月为一个治疗周期，共治疗3个周期。

（四）验案

杨某，女，20岁，就诊时间：2017年7月3日。

主诉：经期腹痛3年，小腹部疼痛1天。

现病史：患者3年前出现经期腹痛，平素形寒肢冷，头晕乏力，心悸，经期小腹部疼痛，遇凉或疲劳后疼痛加重，腰部酸沉，现为月经第1天，腹部疼痛，经量少，色暗有血块。舌淡，苔薄白；脉细弦。

西医诊断：原发性痛经。

中医诊断：经行腹痛（寒湿凝滞，气血亏虚证）。

治法：温经散寒，补益气血。

取穴：中极、次髎、肾俞、十七椎、关元、地机、三阴交。以毫火针加温针灸治疗。先用毫火针2支点刺中极、次髎、肾俞、十七椎、关元、地机、三阴交；再在三阴交施温针灸20分钟。1次治疗后疼痛消失，次日小腹部微痛，守上法治疗，3次后小腹疼痛消失。此后连续治疗3个月经周期，均在月经前3天开始针灸，嘱其月经期注意保暖休息，此后经期腹痛明显减轻，可以忍受。

按语：中医认为痛经的病机是肝肾亏虚，气血虚弱，冲任亏虚，胞脉失养而致的"不荣则痛"，及寒湿凝滞或肝郁气滞导致气血运行不畅，精血滞于胞中而致的"不通则痛"。而毫火针暖宫、散寒、化瘀、止痛，不仅具有针刺调理脏腑阴阳的功效，同时又借助火热之力直接激发经气，温经通络，鼓舞气血运行，两者结合则使经脉通畅，气血调和。

（整理：徐明珠）

三、带下病

（一）概述

妇女白带（阴道分泌物）量明显增多，色、质、气味异常，或伴全身或局部症状者称为带下病。有时白带增多是正常的生理现象，如果白带增多伴有多种病证的出现，就要警惕妇科疾病的发生。相当于西医学中的生殖器感染疾病。本病主要由于湿邪影响任脉、带脉，湿邪有内外之别，外湿指外感六淫之湿邪，内湿一般指脾虚失运，水湿内停；郁而化热，湿热下注；或肾气不足，下元亏损，任带二脉失于固约所致。

（二）临床表现及辨证分型

带下病者表现为带下量较平时明显增多，色、质、味异常，或伴有外阴、阴道瘙痒、灼热、疼痛等局部症状。

脾虚湿困证：分泌物色白或淡黄，量多如涕，无臭，绵绵不断，恶心纳少，腰酸神倦，舌淡胖、苔白腻，脉缓弱；肾阴亏虚证：分泌物色黄或兼赤，质黏无臭，阴户灼热，五心烦热，腰酸耳鸣，头晕心悸，舌红、苔少，脉细数；肾阳亏虚证：分泌物量多，清稀如水，或透明如鸡子清，绵绵不绝，腰酸腹冷，小便频数清长，夜间尤甚，舌质淡、苔薄白，脉沉迟；湿热下注证：分泌物量多，色黄或兼绿，质黏稠，或如豆渣，或似泡沫，气秽或臭，阴户灼热瘙痒，小便短赤，或伴有腹部掣痛，舌质红、苔黄腻，脉濡数，或兼肝胆湿热者，出现胸胁胀痛，头痛口苦，烦躁易怒，大便干结，舌红、苔黄，脉弦数；肝郁气滞证：分泌物增多与情绪相关，胸闷喜太息，乳房胀痛，月经不调，脉弦；冲任虚寒证：带下清稀，腰腹凉，月经不调，或久不受孕，脉细弱。

（三）治疗

1. 处方

主穴： 三阴交、关元、中极、水道、归来、次髎。

配穴： 脾虚湿困者加阴陵泉、足三里、丰隆；肾阴亏虚者，加肾俞、太溪；肾阳亏虚者，加命门，可灸；湿热下注者，加阴陵泉；肝郁气滞者，加太冲；冲任虚寒者，加气海，可灸。

2. 刺法

以毫火针疗法为主，辅以毫针和灸法。患者先取俯卧位，局部消毒后，将2支1寸毫针针尖针体烧红至通红后迅速点刺次髎，每穴点刺2次，进针深度为2mm。然后再令患者取仰卧位，局部消毒后，选定腹部腧穴，用毫火针点刺，每穴点刺2次不留针。配穴可用毫火针，也可用毫针或温针灸，毫针或温针灸得气后留针30分钟。以上治疗每周3次，1个月为一疗程，连续治疗两个疗程，月经期停止治疗。

（四）验案

王某，女，40岁，就诊时间：2016年5月12日。

主诉： 小腹胀痛伴白带增多6月余。

现病史： 患者6个月前出现小腹胀痛伴白带增多，以左侧腹胀痛为重，得热则舒，带下量多，色淡黄，月经周期延长，有时淋漓不尽，面色萎黄，腰酸乏力，纳少神倦，肢冷膝软。舌淡胖有瘀斑，苔薄白；脉沉缓。妇检：外阴发育正常，阴道通畅，宫颈略肥大，轻压痛，活动度差，左侧有肌瘤数个。

西医诊断： 慢性盆腔炎、子宫肌瘤。

中医诊断： 带下；癥瘕（脾肾两虚、瘀阻胞宫证）。

治法： 温补脾肾，活血化瘀。

取穴： 关元、中极、水道、归来、次髎、肾俞、足三里、三阴交、血海、阴陵泉、隐白、太白。以毫火针加温针灸治疗。先用毫火针2支点刺关元、中极、水道、归来、次髎、肾俞，再在足三里、三阴交温针灸，血海、阴陵泉、隐白、太白毫针刺，留针20分钟。患者治疗1个疗程后小腹胀痛减轻，带下量减少，其他症状明显好转；2个疗程后白带消失，月经恢复正常。

按语： 本病发生的病因病机主要是脏腑功能失常，湿从内生；或下阴直接感染湿毒虫邪，致使湿邪损伤任、带，使任脉不固，带脉失约，湿浊下注胞中，流溢于阴窍。毫火针暖宫、祛邪，关元固肾培元，温化寒凝。三阴交为足三阴经的交会穴，有健脾利湿、调经止带的功能。次髎壮腰补肾，清热利湿，为治疗带下病的要穴。中极泄下焦湿热。另上述配穴均为带下病的常用穴位，可酌情配伍使用。毫火针点刺诸穴既能扶正助阳、温经通络，又能祛邪引热、理气活血，促进盆腔局部血液循环，改善组织营养状态，提高新陈代谢，以利炎症吸收和消退。

（整理：徐明珠）

四、不孕症

（一）概述

按世界卫生组织的规定，男女双方若并无不愿生育的愿望，同居 1 年以上，有正常的性生活且均未采取避孕措施，仍未能受孕称为不孕症。主要分为原发不孕及继发不孕。原发不孕为从未受孕；继发不孕为曾经怀孕以后又不孕。

引起不孕症的原因有很多，西医认为不孕症的发生多与输卵管疾病、卵巢疾病、子宫及宫颈疾病、外阴及阴道疾病、免疫疾病、不明原因的疾病、其他疾病等有关。中医则认为，肾虚、痰湿、肝郁、血瘀均可造成女子不孕。《神农本草经》《脉经》等古代文献中将原发性不孕称为"无子"，继发性不孕称为"断绪"。金元四大家之一朱震亨曾写到："求子之道，莫如调经也。"说明妇女长期的月经过多过少、月经先后不定期、闭经等月经病，均可导致其脏腑功能失调，气血不和，从而使冲任受损，肾－天癸－冲任－胞宫生殖轴的失调，天癸匮乏，冲任血海空虚，两精不能相合，久而久之则致不能受孕。

（二）临床表现及辨证分型

不孕症的中医辨证分型大致为以下四型：脾虚痰湿证，下腹胀痛有冷感，腰骶胀痛或冷痛不适，带下量多，色白质稀，形寒肢冷，经期腹痛加重，或见月经延后，量少色紫暗，舌质淡暗，苔白厚或滑腻，脉沉弦或弦紧；肾虚证，下腹坠胀疼痛；腰脊酸痛，膝软乏力，白带量多，舌暗，脉弦细；肝郁证，情志抑郁，胸胁胀痛或乳房胀痛，喜叹息，头晕耳鸣，舌暗，脉弦；血瘀证，下腹胀痛或刺痛，痛处固定，腰骶胀痛，经行腹痛加重，月经量多少不一，经色暗红夹血块，胸胁或乳房胀痛，带下量多或白或黄，舌质暗红，或见瘀点或瘀斑，脉弦或弦涩。

（三）治疗

1. 处方

主穴： 关元、中极、气海、三阴交、子宫。

配穴： 脾虚痰湿证加足三里、阴陵泉、脾俞；肾虚证加肾俞、太溪、命门；肝郁证加太冲、肝俞；血瘀证加膈俞、血海、行间。

2. 刺法

以毫火针疗法为主，辅以毫针和灸法。刺法：局部消毒后，将2支1寸毫针针尖针体烧至通红后迅速点刺关元、气海、三阴交、子宫，进针深度为3mm，不留针；足三里、三阴交可用温针灸，其余配穴均用毫针刺法，得气后留针30分钟。每周治疗2次，6次为一疗程。

（四）验案

万某，女，33岁，就诊时间：2018年4月10日。

主诉： 不孕3年余。

现病史： 3年前胎停1次，后未再怀孕，平素月经后期，色淡量少，小腹冷痛，在妇科检查各项指标正常，监测可正常排卵，其丈夫精液常规检查正常。舌淡胖，边有齿痕，苔薄白；脉沉细。

西医诊断： 不孕症。

中医诊断： 不孕（脾虚痰湿证）。

治法： 补脾运湿，暖宫种子。

取穴： 关元、中极、气海、三阴交、子宫、足三里、阴陵泉、脾俞。以毫火针加艾灸治疗。先用毫火针2支点刺关元、中极、气海、三阴交、子宫、足三里、阴陵泉、脾俞。再在关元处施艾灸盒灸20分钟，一周治疗2次，月经期暂停治疗。患者治疗3个月经周期后，月经恢复正常。治疗5个月经周期后成功怀孕，现已怀孕3月余，胎儿发育正常。

按语：《妇女要旨》云："妇人无子皆由经水不调。"《丹溪心法》云："经水不调，不能成胎。"皆言明女子病理性不孕主要原因在于月经不调，故治疗上，以调经为大法。中医认为肾主生殖，不孕与肾关系最为密切，冲为血海，任主胞胎，故在取穴上多以此三条经脉为主。关元为足三阴经、任脉之会，小肠之募，主藏魂魄，此乃男子藏精、女子蓄血之处，此穴能调整足三阴经、冲任二脉，并主血主胞之疾；中极为肾肝脾、任脉之会，膀胱之募，主阴血；子宫穴据《针灸大成》载："子宫治妇人久无子嗣。"三穴同用培元固冲，益充精血；毫火针借火热之力，暖宫调经，促进局部气血运行，且局部点刺，直接作用于子宫、卵巢等女子生殖器官，加强子宫、卵巢等女子生殖器官的血供，有利于卵泡细胞的成熟。三阴交为妇女良穴，健脾利湿，兼调肝肾，足三里可补后天之元气，配以毫火针温通作用，再根据不同证型加以配穴，诸穴合用生血充精、调和百脉，通利除瘀，使肾-天癸-冲任-胞宫生殖系统功能和谐而易于受孕。

（整理：徐明珠）

五、子宫肌瘤

（一）概述

子宫肌瘤是由增生的子宫平滑肌组织和少量纤维结缔组织形成的良性肿瘤，亦称为子宫平滑肌瘤或子宫纤维瘤。多发于生育期妇女，为女性生殖器中最常见的肿瘤。其发生原因不明，一般认为与雌激素关系密切。

子宫肌瘤属于中医"癥瘕"范畴。本病是由于正气虚弱、冲任失调、气血运行不畅，凝滞于胞宫，搏结不散，积累日久而成。其病理因素可分为气滞、血瘀、痰湿，病理性质为冲任胞宫瘀血，并具备本虚标实的特征。

（二）临床表现及辨证分型

大多数患者无明显症状，仅是在妇科检查，或手术时被偶然发现。其主要症状有：不规则阴道出血、月经量多、经期延长、经期腹痛、腰痛、阴道分泌物增多。肌瘤大者，可出现压迫症状，如尿频、排尿困难、并可导致贫血和不孕。妇科检查可发现子宫增大或可触到肌瘤结节。B超检查可显示出肌瘤的图像。

中医辨证分型有气滞、血瘀、痰湿三证。气滞证：小腹胀满，积块不坚，推之可移，或上或下，痛无定处，舌苔薄白而润，脉沉而弦。血瘀证：胞中积块坚硬，固定不移，疼痛拒按，伴有面色晦暗，肌肤乏润，月经量多或经期延后，口干不欲饮，舌质红，边有瘀点，脉象沉涩。痰湿证：下腹部包块，时有作痛，按之柔软，带下较多。偏寒则带下色白质黏腻，形体畏寒，胸脘满闷，小便多，舌苔白腻，舌质暗紫，脉细濡而沉滑。偏热则带下色黄质黏腻，有臭味，甚则如脓，胸闷烦躁，发热口渴，尿少色黄，舌苔黄而腻，舌质红，脉弦大或滑数。

（三）治疗

1. 处方

主穴：气海、关元、中极、水道、归来、痞根。

配穴：气滞型配太冲、期门，血瘀型配血海、次髎，痰湿型配阴陵泉、丰隆。

2. 刺法

患者先俯卧，医者常规消毒皮肤，将2支1寸毫针烧红，快进快出，针痞根、次髎，每穴点刺1～2次，再仰卧位，点刺其他穴位。进针深度2～3mm，毫火针每周治疗1次。毫火针治疗后再用毫针针刺治疗，留针20分钟（痞根、次髎不留针）。腹部穴位处施用艾盒灸15分钟。每周3次，15次为1个疗程，共治疗3个疗程。

（四）验案

张某，女，38岁，就诊时间：2010年5月20日。

主诉：月经紊乱伴痛经半年。

现病史：患者半年前出现月经周期紊乱，经期延长，一般7～14天，行经腹痛，月经色黑，量多，有大量瘀血块，经前心情烦躁、乳房及小腹胀痛，口干口苦。舌紫暗有瘀斑。B超显示子宫内发现3个大小不等的圆形肿物，直径分别为3.7cm、2.9cm、1.2cm。

西医诊断：多发性子宫肌瘤。

中医诊断：癥瘕（气滞血瘀证）。

治法：活血化瘀，疏肝理气，调经消癥。

取穴：气海、关元、中极、水道、归来、次髎、痞根、血海、期门、太冲。先用毫火针点刺气海、关元、中极、水道、归来、次髎、痞根，再用毫针针刺气海、关元、中极、水道、归来、血海、期门、太冲，留针 20 分钟。每周毫火针治疗 1 次，毫针治疗 3 次，1 个月后痛经明显减轻，排出大量瘀血块，治疗 3 个月后上述症状均好转。治疗 8 个月后 B 超复查子宫肌瘤直径变小，最大 3.0cm、1.5cm，小的消失。

按语： 用毫火针暖宫散寒、化瘀消癥，借火助阳，激发经络之气来调整改变机体的病理状态，方可达到疏通经脉、调和阴阳、扶正祛邪的目的。方中中极、关元均为任脉与足三阴经交会穴，配气海可补冲任及肝、脾、肾经之气，推动气血运行，制约经血妄行；水道、归来为足阳明胃经在下腹部的穴位，可加强调理冲任、活血化瘀的作用；癥根散结消癥，治一切瘀滞之证。针刺太冲、期门能疏肝解郁、理气行滞；血海、次髎相配活血化瘀、通络消癥；阴陵泉、丰隆相配化痰祛湿。腹部再施温针灸，取艾灸理气血，逐寒湿，温散结聚，活血祛瘀。毫火针暖宫法对改善症状收效明显，对小的子宫肌瘤的消除有效，但对大的肌瘤，作用不确定。

（整理：钟润芬）

六、卵巢囊肿

（一）概述

卵巢囊肿属广义上的卵巢肿瘤的一种，各种年龄均可患病，但以 20 ～ 50 岁最多见。卵巢肿瘤是女性生殖器常见肿瘤，有各种不同的性质和形态，即一侧性或双侧性、囊性或实性、良性或恶性，其中以囊性多见，有一定的恶性比例。与遗传因素、内分泌功能失调、不良的生活方式、食物与环境污染等因素有关。

本病属于中医的"癥瘕"范畴。中医认为本病的发生多因脏腑不和，气机阻滞，瘀血内停，气聚为瘕，血结为癥，以气滞、血瘀、痰湿及毒热为多见。病性常本虚标实、虚实夹杂。

（二）临床表现及辨证分型

本病早期并无明显的临床表现，患者往往因其他疾病就医在行妇科检查时才被发现。患者未触及下腹肿块前的最初症状是下腹不适感，表现为下腹或髂窝部充胀、下坠感。按腹部而发现腹内有肿物，感觉腹痛，月经出现紊乱，囊肿发生扭转，则引起严重腹痛腹胀、呼吸困难、食欲降低、恶心及发热等症状。较大的囊肿会对膀胱附近造成压迫，引起尿频和排尿困难。妇科检查及 B 超检查可辅助诊断。

中医辨证分型气滞、血瘀、痰湿、湿毒四证。气滞证：小腹胀满，积块不坚，按之柔软，推之可移，脘腹满闷或见闭经、痛经、月经不调、月经过多，舌苔薄白而润，脉沉而弦。血瘀证：下腹肿块，坚硬固定，拒按，按之疼痛。阴道不规则流血或闭经，面色晦暗无泽，形体消瘦并有腹水，肌肤甲错，舌见瘀点瘀斑，脉细涩。痰湿证：小腹胀满，积块不坚，按之柔软，推之可移，脘腹满闷，带下增多，质黏稠，舌苔白腻，脉沉滑。湿毒证：腹部肿块迅速增大，腹胀痛或伴腹水，不规则阴道出血，大便干燥，口干苦不欲饮，舌质暗，苔厚腻，脉弦滑或滑数。

（三）治疗

1. 处方

主穴：中极、子宫、归来、三阴交。

配穴：气滞加太冲，血瘀加血海，痰湿加丰隆，湿毒加阴陵泉。

2. 刺法

患者仰卧位，常规消毒皮肤，将 2 支 1 寸毫针烧红，快进快出，每穴点刺 2 次，进针深度 2～3mm，毫火针每周治疗 1 次。腹部穴位处施用艾盒灸 20 分钟。隔日 1 次，10 次为 1 个疗程，共治疗 3 个疗程。

（四）验案

郝某，女，44 岁，就诊时间：2016 年 4 月 20 日。

主诉：小腹胀痛 1 周。

现病史：患者半年前体检，查出患有卵巢囊肿。当时体积仅有葡萄粒大小，没有症状，故未予治疗。1 周前因家庭琐事而忧郁寡欢，随即小腹胀痛隐隐，胀满不舒，按之疼痛，尿频而短，白带清稀而多，体略胖，面有黄褐斑。舌暗淡，苔白腻；脉沉滑尺弱。经 B 超检查，卵巢囊肿体积已增大到 3.5cm×4.3cm，经输液抗炎无效，遂改针灸治疗。

西医诊断：卵巢囊肿。

中医诊断：癥瘕（气滞血瘀证）。

治法：行气活血。

取穴：中极、子宫、归来、三阴交、血海、太冲。以毫火针点刺中极、子宫、归来、三阴交、血海、太冲，出针后如有出血或组织液流出，用消毒干棉球擦拭干净，再用毫针针刺穴位，留针 20 分钟，小腹部穴位处艾盒灸 20 分钟。隔日 1 次，10 次为 1 个疗程，治疗一疗程后，小腹胀痛等症消失。共治疗三个疗程。再次复查子宫 B 超提示包块消失。

按语：《针灸聚英》所云："凡瘕块结积之病，甚宜火针。此非万效之功，火针甚妙，于结块之上，须停针慢出，仍转动其针。以发出污滞。"卵巢囊肿当属"瘕块结积之病"，故以火针甚为相宜。本病的治疗，重在通调冲任，行气活血，消癥散积。中极为任脉经穴，并为任脉与足三阴经交会，针刺可通调冲任脉气血；子宫为经外奇穴，刺之可调畅胞宫气血；归来为足阳明胃经穴，针之可调补脾胃，又因该穴位居腹部，邻近胞宫，其穴善治妇科诸疾；三阴交为足三阴经之交会穴，有补脾统血之作用，为妇科要穴，针刺可使三阴经气血畅通无阻，诸穴合用，通调冲任，调畅气血，而使瘕痕缓缓消散。

（整理：钟润芬）

七、盆腔炎

（一）概述

女性盆腔生殖器官及其周围的结缔组织，盆腔腹膜发生炎症时，称为盆腔炎，包括子宫炎、输卵管卵巢炎、盆腔结缔组织炎及盆腔腹膜炎，可一处或几处同时发病，是妇女常见病之一。包括急性盆腔炎和慢性盆腔炎。中医学认为，慢性盆腔炎多属于"腹痛""带下"等范畴。

（二）临床表现及辨证分型

临床表现为下腹部坠胀、腰骶部疼痛、白带多、月经过多、痛经、不孕等。盆腔检查可一侧或双侧附件增粗，或子宫固定，宫旁增厚，有压痛。B 超检查：炎性包块，出现边界不清、实质不均的暗区。本病多发生于生育年龄的妇女，也有少数发生于未婚者。

中医辨证分型有湿热瘀阻、肾虚寒凝、肝郁气滞、脾胃虚弱四证。湿热瘀阻证：伴带下增多，色黄黏稠或秽臭；胸闷纳呆，口干不欲饮，尿赤便秘，舌红，苔黄腻，脉弦数。肾虚寒凝证：伴腹冷痛，月经后期，量少，白带增多，神疲乏力，小便频数，婚久不孕，舌淡红，苔白腻，脉沉迟。肝郁气滞证：伴痛经，经血量多有块，经前乳胀，情志抑郁，舌暗，苔薄，脉弦涩。脾胃虚弱证：伴精神不振，疲乏无力，食少纳呆，舌暗红，苔白，脉弦涩无力。

（三）治疗

1. 处方

主穴： 关元、中极、水道、归来、三阴交、次髎。

配穴： 肾虚寒凝者，加针肾俞，关元加灸；湿热瘀阻者加针阴陵泉；肝郁气滞者，加针期门、太冲；脾胃虚弱者，加针脾俞、足三里。

2. 刺法

患者先俯卧位，常规消毒皮肤，将2支1寸毫针烧红，快进快出，点刺腰背部穴位，每穴点刺1～2次，再仰卧位，点刺其他穴位，进针深度2～3mm，毫火针每周治疗1次。再以毫针施术，留针20分钟。关元艾盒灸20分钟。隔日1次，7次为一疗程，间隔3天进行下一疗程，共三个疗程，经期停治。

（四）验案

李某，女，40岁，就诊时间：2015年9月2日。

主诉： 下腹坠胀疼痛、月经不调5年余。

现病史： 患者5年前出现下腹及腰骶坠胀伴隐痛，腰腹怕冷，白带增多，月经后期，量少，神疲乏力，小便频数。舌淡红，苔白腻；脉沉迟。超声提示盆腔有少量积液及盆腔炎性包块。

西医诊断： 慢性盆腔炎。

中医诊断： 腹痛（肾虚寒凝证）。

治法： 温肾助阳，祛寒止痛。

取穴： 关元、中极、水道、归来、三阴交、次髎、肾俞。用毫火针点刺关元、中极、水道、归来、三阴交、次髎、肾俞，毫火针每周治疗1次；再用毫针针刺关元、中极、水道、归来、三阴交，留针20分钟，同时关元艾盒灸，隔日治疗1次，7次为一疗程。共治疗两个疗程后症状基本消失。嘱患者忌劳累、避风寒、注意保暖，随访2年无复发。

按语： 中医治疗盆腔炎应以温肾助阳、行气活血、清热利湿、化瘀通络为原则。关元、中极为足三阴经与任脉之交会穴,通于胞宫,联系冲任,针之可通调冲任、补肾助阳、散寒逐瘀;水道、归来为足阳明胃经穴,针之可调补脾胃,又因两穴位居腹部,邻近胞宫,其穴善治妇科诸疾。三阴交为足三阴经之交会穴,可疏理肝脾、补肾养肝、调理气血,为妇科之要穴。次髎属足太阳膀胱经,位于腰骶部,是泌尿生殖系统之分野,与肾、膀胱、督脉关系密切,既能清利湿热、理气调经,又可强腰健肾、调补冲任。另外根据证情需要,酌情配伍肾俞、期门、脾俞、足三里、阴陵泉、太冲,增强补肾健脾、疏肝理气、利湿清热之效,毫火针借火力扶正助阳、温通经络,并能祛邪引热、理气活血,可促进盆腔局部血液循环,改善组织营养状态,提高新陈代谢,以利炎症的吸收和消退。

（整理：钟润芬）

第五章　外科病证

一、乳痈

（一）概述

乳痈，是指乳房红肿疼痛、排乳不畅，以致结脓成痈的病证。多发生于产后哺乳的产妇，尤其是初产妇更为多见，发病多在产后 2～4 周，未分娩时、非哺乳期或妊娠后期也可偶见。相当于现代医学急性乳腺炎，多因乳头发育不良，妨碍哺乳，或乳汁过多不能及时完全排空，或乳管欠通畅，影响排乳，致使乳汁淤积，利于入侵细菌的繁殖而致病。

（二）临床表现

乳痈主症为乳房结块，红肿疼痛。初起乳房内有疼痛性肿块，微红或皮肤不红，排乳不畅，可有乳头破裂糜烂，常兼有恶寒、发热、全身不适等症，为气滞热壅，此时脓未形成，为郁乳期；若乳块增大，焮红疼痛，时有跳痛者，为火毒炽盛，此为酿脓之征，称为酿脓期；若肿块中央触之渐软，有应指感，或见乳头有脓汁排出，为毒盛肉腐，说明脓已成熟，称为溃脓期。

（三）治疗

1. 处方

主穴：阿是穴。

2. 刺法

患者仰卧位，常规消毒皮肤，将 2 支 1 寸毫针烧红，快进快出，点刺乳痈处，郁乳期、酿脓期、溃脓期均可用毫火针点刺治疗，点刺深度约 3mm。每天 1 次，3 次为一疗程。

（四）预后判断

毫火针治疗对炎症性疾病收效快。治疗急性乳腺炎，大约治疗 1 ~ 3 次，乳痛消减。

（五）验案

王某，女，29 岁，就诊时间：2010 年 5 月 10 日。

主诉：产后右侧乳房胀痛半月。

现病史：自述半月前因产后出现右侧乳房胀痛，痛感明显，排乳不畅，伴头身疼痛，饮食不佳，二便可。查其右乳内 10 点位可触及一个 1cm ~ 1.5cm 硬结，红肿。舌苔薄黄；脉滑数。

西医诊断：急性乳腺炎。

中医诊断：乳痛（郁乳期）。

治法：疏肝清热，通乳消肿。

取穴：局部阿是穴。予以毫火针治疗。用毫火针 2 支，烧针后于肿块四周及中心密刺法点刺，进针深度 3mm。并嘱患者每日饮水 2000mL ~ 3000mL。治疗后患者自觉乳房胀痛感减轻，第二天复诊疼痛明显减轻，局部红肿消减，以此法治疗 3 次后患者肿块消失，疼痛基本缓解，可正常哺乳。

按语：毫火针引热外出，泄热祛邪排毒力强，针对本病排脓彻底，治愈快。毫火针治疗本病主要取阿是穴，直达病所，达疏通消肿之功。多喝水以增加新陈代谢，对炎症性疾病有帮助，收效快。

（整理：耿美晶）

二、乳腺增生

（一）概述

乳腺增生是女性最常见的良性疾病，是乳腺组织增生及退行性变，常表现为乳房疼痛和乳腺摸到结节，与内分泌功能紊乱密切相关。本病好发于中年妇女、青少年和绝经后妇女也有发生。乳腺增生症有多种类型，如单纯性小叶增生（占乳腺增生症的大部分），只要注意调整心态，缓解压力，就可能逐渐缓解。若乳腺小叶增生伴导管上皮增生，且呈现重度异形，则为癌前期病变（占极少部分），需积极治疗定期检查，防患于未然。

（二）临床表现

在不同年龄段有不同特点，未婚女性、已婚未育、尚未哺乳的妇女，其主要症状为乳腺胀痛，可同时累及双侧，但多以一侧偏重。月经前乳腺胀痛明显，月经过后即见减轻并逐渐停止，下次月经来前疼痛再度出现，整个乳房有弥漫性结节感，并伴有触痛。35岁以后妇女症状主要是乳腺肿块，乳疼和触痛较轻，且与月经周期无关。用手触摸乳房可摸到大小不等、扁圆形或不规则形、质地柔韧的结节，边界不清楚，与皮肤及深部组织无粘连，可被推动，肤色无改变。45岁以后常表现为单个或多个散在的囊性肿物，边界清楚，多伴有钝疼、胀痛或烧灼感。绝经后妇女乳房腺体萎缩，囊性病变更为突出。乳房疼痛的严重程度与结节的有无及范围无相关性，疼痛可向腋下、肩背部放散。由于病因来自身体内分泌功能紊乱，故除乳房方面的症状外同时还可出现月经不规律，情绪波动大，易出现生气焦急、多汗等症状。

（三）治疗

1. 处方

主穴：阿是穴（乳腺增生处）、乳根、膻中、期门。

2. 刺法

患者仰卧位，常规消毒皮肤，将2支1寸毫针烧红，迅速针刺乳腺增生的肿块结节，根据肿块大小刺入不同深度，快进快出，进针深度约3mm，并用毫火针点刺乳根、膻中、期门穴，进针深度约2mm，每周1次，6次为一疗程。

（四）预后判断

毫火针点刺治疗乳腺增生散结消块力强，疗效好。

（五）验案

张某，女，35岁，就诊时间：2010年10月20日。

主诉：双侧乳房胀痛并出现肿块半年。

现病史：患者自述因家庭琐事终日郁郁不欢，易生气焦急。查：双乳房数个肿块，大小形态不一，触之可移，压痛（＋）。X线钼靶摄片示双侧乳腺增生。

西医诊断：乳腺增生。

中医诊断：乳癖（肝郁气滞证）。

治法：疏肝理气，通络止痛。

取穴：局部阿是穴，给以毫火针治疗。先用毫火针 2 支，左手控制增生肿块，右手持针烧针后迅速针刺肿块结节，进针深度约 3mm，再毫火针点刺乳根、膻中、期门，进针 2mm，快进快出，每周治疗 1 次。第 1 次治疗后患者即感觉乳房胀痛感明显减轻，3 次治疗后部分小肿块消失。约治疗 8 次后患者已无明显不适症状，但触摸仍有小肿块。

按语：乳腺增生若肿块和胀痛每因喜怒而消长者，为气滞痰凝证；若乳腺疼痛每于月经来前加重，则证属冲任失调。毫火针借火之力，点刺局部可散结消核、解郁化瘀，治疗本病收效显著。患者需保持心情舒畅，切忌忧思恼怒。乳房主要由肝胃两经所司，乳根行气活血；膻中为气之会穴，且肝经络于膻中；期门为肝之募穴，同用调气行经化痰，使痰瘀化则肿块消。

（整理：耿美晶）

三、瘰疬

（一）概述

瘰疬，相当于西医的颈淋巴结结核，以颈部为最常见，亦有延及颔下、缺盆、腋下等处。在颈部皮肉间可扪及大小不等的核块，其小者为瘰，大者为疬，因其互相串连，连贯如串珠状，故称之为瘰疬。本病特点初起如豆，不觉疼痛，逐渐增多，累累如串珠状，成脓时皮色转为暗红，溃后脓水清稀，往往此愈彼破，形成窦道。

（二）临床表现及分期

①初期：颈部核块如黄豆大小，一个或数个，可同时出现或相继发生，皮色不变，质稍硬，表面光滑，不热不痛，推之能活动。

②中期：核块逐渐增大，与表皮粘连，推之不能活动，有疼痛感。

③后期：已化脓的肿块破溃后流出清稀脓水，夹有絮状物，疮口形成管腔，并可形成窦道。

（三）治疗

1. 处方

主穴：阿是穴。

2. 刺法

患者取适当体位，行常规皮肤消毒，将2支1寸毫针烧红，快进快出，点刺阿是穴（淋巴结结核处），进针深度2～3mm，每周3次，6次为一疗程。

（四）预后判断

毫火针消瘀散结化痰力强，治疗本病，病程短者，2～3次治疗肿块消。

（五）验案

李某，男，47岁，就诊时间：2011年3月5日。

主诉： 左侧颈部出现一硬核半年。

现病史： 患者自述半年前无明显诱因左侧颈部出现一硬核，且逐渐变大，经穿刺取病理检查诊断为：颈淋巴结核。查体患者左侧颈部可触及1个硬块，约2cm×3cm，质硬，边缘清，推之可移，不热不痛。患者眠差，纳差，易怒。舌红，苔黄；脉弦。

西医诊断： 颈淋巴结核。

中医诊断： 瘰疬（痰气郁结）。

治法： 疏肝理气，化痰散结。

取穴： 阿是穴。给以毫火针配合拔罐放血治疗。将2支1寸毫针烧红，快进快出，点刺阿是穴（淋巴结结核处），进针深度3mm，并在毫火针点刺处拔罐放血，留罐10分钟。每周治疗2次，每次治疗后自觉肿块有消减，经6次治疗淋巴结肿块消除而告愈。

按语： 毫火针假借火力，消瘀、散结、化痰、力强，局部取穴，直达病所。需要求患者同时去专科进行系统的检查，如果是由结核杆菌引起的，应积极行抗结核治疗，操作者应注意防护，避免职业暴露。

（整理：耿美晶）

四、丹毒

（一）概述

丹毒，是皮肤淋巴管网受乙型溶血性链球菌侵袭感染所致的急性非化脓性炎症。患部皮肤突然变赤，色如涂丹，游走极快。好发于下肢与面部。发于头面者称"抱头火丹"，发于腿胫者称"流火"，游走全身者称"赤游丹"。

（二）临床表现

丹毒起病急，畏寒、发热、头痛、全身不适、片状皮肤红疹、微隆起、色鲜红、中间稍淡、境界较清楚、局部烧灼样疼痛等。发于头面者，为热毒夹风；发于下肢或红斑表面有黄色水疱者，为热毒夹湿；若出现壮热烦躁、恶心呕吐、神昏谵语等，为热毒内陷。

（三）治疗

1. 处方

主穴：阿是穴。

2. 刺法

皮损部位常规消毒皮肤，将 2 支 1 寸毫针烧红在皮损部位进行点刺，快进快出，进针深度 2 ～ 3mm，毫火针点刺后在局部拔火罐 4 ～ 8 分钟，用干净棉球清除拔出血液。每日 1 次，3 次为一疗程。

（四）预后判断

毫火针治疗丹毒疗效显著，往往治疗 1 ～ 2 次就肿消痛消。

（五）验案

刘某，男，58 岁，就诊时间：2010 年 7 月 5 日。

主诉：右下肢小腿外侧上部红肿热痛 3 天。

现病史：患者于 3 天前右下肢小腿外侧上部红肿热痛，自服青霉素疗效欠佳而来诊。查体：右下肢小腿外侧上部有 3cm×8cm 的病损区，局部红肿，状如涂丹，边界分明，触之灼热，按之疼痛。舌红，苔薄黄；脉弦数。

西医诊断：丹毒。

中医诊断：流火（火毒炽盛）。

治法：清热凉血解毒。

取穴：阿是穴。将 2 支 1 寸毫针烧红在皮损部位进行密刺法点刺，快进快出，进针深度 3mm。毫火针点刺后在局部拔火罐 8 分钟，拔出暗红色血液约 10mL。患者当即痛减。第 2 日患者疼痛明显减轻，治疗 3 次后患者已无任何不适。

按语：毫火针以热引热，清泄热毒力强，收效快，皮损局部点刺放血也可直接清泄热毒，使热毒泄而丹毒自消，缩短病程。

（整理：耿美晶）

五、痄腮

（一）概述

痄腮，是因感受风温邪毒（即腮腺炎病毒），壅阻少阳经脉引起的急性传染病，以发热、耳下腮部漫肿疼痛为主要临床特征。又名"大头瘟"，相当于西医学中"流行性腮腺炎"。本病一年四季均可发生，以冬春两季易于流行。多发于 3 岁以上儿童，学龄儿童发病率高，能在儿童群体中流行，发病儿童有本病接触史。一般预后良好。少数儿童由于病情严重，可出现昏迷、惊厥变证，年长儿童如患本病，可见少腹疼痛、睾丸肿痛等症。感染本病后可终身免疫。

（二）临床表现

初病时可有发热，1～2 天后，以耳垂为中心腮部漫肿，边缘不清，皮色不红，色白濡肿，压之疼痛或有弹性；多为双侧，通常先发于一侧，继发于另一侧；口腔内颊黏膜腮腺管口可见红肿，不会化脓。

痄腮轻证不发热或发热不甚，腮肿不坚硬，属温毒在表；重证发热高，腮肿坚硬，胀痛拒按，属热毒在里。若出现高热不退，神识昏迷，出现惊厥，或睾丸胀痛、少腹疼痛等并发症者，为变证。

（三）治疗

1. 处方

主穴：阿是穴（局部红肿区域）。

2. 刺法

患者仰卧位，常规消毒皮肤，将 2 支毫火针针尖针体烧至通红后迅速点刺阿是穴（局部红肿区域），密刺法，进针深度约 2mm。如有出血，用消毒干棉球擦干即可。每日 1 次，3 次为一疗程。可以配合拔罐放血治疗。

（四）预后判断

腮腺炎的毫火针治疗，大多数患者治疗 2～3 次即可基本痊愈。

（五）验案

王某，女，32岁，就诊时间：2015年6月9日。

主诉：双侧颐部疼痛漫肿2天。

现病史：患者2天前出现双侧颐部疼痛漫肿，伴发热恶寒，纳呆食少。查体两侧颐颌部漫肿光亮，扪之灼热。舌质红，苔薄黄；脉弦数。

西医诊断：流行性腮腺炎。

中医诊断：痄腮（热毒壅滞证）。

治法：清热解毒，消肿散结。

取穴：阿是穴。将2支毫火针针尖针体烧至通红后，在双侧漫肿处中央及四周迅速点刺，进针深度约2mm，第2天复诊，局部红肿有所消退，疼痛减轻，守上法连续治疗3天，共针3次痊愈。

按语：毫火针引邪外出，发散风温时邪，清热解毒，消肿止痛。并促局部气血运行，增强新陈代谢功能，下针之后，一解了之，收效显著，大多数患者2～3次治疗即可基本痊愈，明显缩短病程。嘱患者注意饮食清淡、多饮水。

（整理：谢畅）

六、冻疮

（一）概述

冻疮是人体遭受寒邪侵袭所引起的局部性或全身性损伤。临床上以暴露部位的局部性冻疮最为常见，有自限性。"冻疮"是中医病名，相当于西医学的"冻伤"。局部性冻疮者常根据受冻部位的不同，分别称为"水浸足""水浸手""冻烂疮"等；全身性冻伤称为"冻死"，西医称为"冻僵"。多因人体遭受严寒侵袭，尤其是在潮湿、刮风、防寒设备不良、衣帽鞋袜紧小、长时间不活动等情况下更易发生。此外，暴冻着热、暴热着冻也可导致气血瘀滞而坏死成疮。本章节仅介绍局部性冻疮的毫火针治疗。

（二）临床表现

冻疮的主要发病原因为寒冷，有在低温环境下长时间停留史。局部性冻疮的临床特点为：主要发生在手足、耳廓、面颊等暴露部位，多呈对称性，以局部肿胀发凉、瘙痒、疼痛、皮肤紫斑，或起水疱、溃疡为主要表现。

（三）治疗

1. 处方

取穴：阿是穴（冻疮局部，可多个）。

2. 刺法

患者仰卧位，常规消毒皮肤，将3支毫火针针尖针体烧至通红后迅速点刺阿是穴（局部冻疮区域），扬刺法，进针深度约2mm。如有出血，用消毒干棉球擦干即可。如冻伤后局部坏死，疮面溃烂流脓，可留针3～5秒。每日1次，6次为一疗程。可配合局部温和灸治疗。

（四）预后判断

毫火针为主治疗冻疮疗效好，往往需几次治疗疮消。

（五）验案

于某，男，38岁，就诊时间：2015年1月23日。

主诉：双手手背反复冻伤10余年。

现病史：患者自诉近10年来，每年冬季双手手背反复冻伤，发作时双手肿胀、开裂，裂口疼痛甚，以致无法参加劳动，且遇热痛痒交作，影响睡眠。

西医诊断：冻伤。

中医诊断：冻疮（寒凝血瘀证）。

治法：温经散寒，活血止痛。

取穴：阿是穴。将3支毫火针针尖针体烧至通红后迅速点刺手背冻伤处中央，周围刺四针（扬刺），留针3秒，并在冻疮局部做温和灸治疗40分钟。针后痛痒立即减轻。每日1次，连续治疗6次而愈，之后随访3年，未再复发。

按语：冻疮是由于寒冷刺激，引起局部血液循环障碍所致。寒邪侵，寒凝则气滞，气滞则血瘀，而在局部形成冻疮。扬刺法是《内经》十二刺法之一。《灵枢·官针》曰："扬刺者，正内一，傍内四，而浮之，以治寒气之博大者也。"毫火针扬刺有借火助阳、温经散寒、行气活血、祛风止痒、消肿止痛之效。配合局部温和灸运行气血、温经散寒通络，收效显著。

（整理：谢畅）

七、臁疮

（一）概述

臁疮是指发生于小腿臁骨部位的慢性皮肤溃疡。又名"裤口疮""裙风""烂腿"，俗称"老烂脚"，相当于西医学的"下肢静脉溃疡"。中医认为此病主因久站或过度负重，致小腿筋脉横解，青筋显露，瘀停脉络，久而化热，或小腿皮肤破损染毒，湿热下注而成。主要发于双小腿内、外侧的下 1/3 处，其特点是经久难以收口，或虽经收口，每易因损伤而复发，与季节无关。

（二）临床表现

本病多见于久立、久行者，常为筋瘤（即西医学"下肢静脉曲张"）的后期并发症，多发于老年人。初起小腿肿胀、色素沉着、沉重感，局部青筋怒张，朝轻暮重，逐年加重，或出现浅静脉炎、淤积性皮炎、湿疹等一系列静脉功能不全表现，继而在小腿下 1/3 处（足靴区）内侧或外侧持续漫肿、苔藓样变的皮肤出现裂缝，自行破溃或抓破后糜烂，滋水淋漓，溃疡形成，当溃疡扩大到一定程度时，边缘趋稳定，周围红肿，或日久不愈，或经常复发。后期疮口下陷、边缘高起，形如缸口，疮面肉色灰白或秽暗，滋水秽浊，疮面周围皮色暗红或紫黑，或四周起湿疮而痒，日久不愈。继发感染则溃疡化脓，或并发出血。严重时溃疡可扩大，上至膝下到足背，深达骨膜。少数患者可因缠绵多年不愈，蕴毒深沉而导致岩变。

（三）治疗

1. 处方

取穴：阿是穴。

2. 刺法

患者仰卧位，常规消毒皮肤，将 3 支毫火针针尖针体烧至通红后迅速点刺阿是穴（局部臁疮区域），密刺法，进针深度 2～3mm。如有出血，用消毒干棉球擦干即可。如疮面溃烂流脓，可留针 3～5 秒。每周 1～2 次，10 次为一疗程。可配合局部温和灸治疗。

（四）验案

张某，女，65 岁，就诊时间：2015 年 9 月 11 日。

主诉：双下肢青筋迂曲 15 年伴左小腿皮肤溃烂 1 月余。

现病史：患者下肢静脉曲张 15 年，1 个月前因蚊虫叮咬搔抓后出现小腿皮肤溃破不收，未予重视，后疮面迅速扩大至 5cm×4cm，伴有发热及明显疼痛，于他院静脉滴注抗生素诊治，未有缓解。就诊时患者左小腿皮肤溃烂不收，脓性分泌物较多，疮面疼痛剧烈，疮周皮温升高，双下肢静脉迂曲，乏力，纳少眠差，二便可。舌暗红，苔黄腻；脉弦数。

西医诊断：下肢静脉溃疡。

中医诊断：臁疮（湿热下注证）。

治法：清利湿热，活血通络。

取穴：阿是穴。将 3 支毫火针针尖针体烧至通红后迅速点刺疮面，采用密刺法，进针深度 2～3mm，并配合局部温和灸治疗 40 分钟，针后疼痛减轻。每周 3 次，10 次为一疗程。治疗 3 次后疼痛明显减轻；一个疗程后疼痛基本消除，疮面明显缩小，已无渗出。继续上法治疗 6 次溃疡愈合。

按语：下肢溃疡是外科常见病之一。无论急性或慢性溃疡，均不易愈合。患者终年下肢糜烂流水，给他们带来很大的痛苦和不便。毫火针疗法既能够"以热引热"，又能有温补气血、疏通经络、祛除寒湿的功效，能够改善局部的血液循环，促进局部肌肉组织的再生修复。大凡阴寒之证，多有气血之瘀滞，有滞则气血流通迟缓或不通，可根据病灶大小或病情轻重，以毫火针速刺溃疡面或疮面周围数针至几十针，一般每周治疗 2～3 次为佳。配合局部温和灸运行气血、温经散寒通络，收效更佳。

（整理：谢畅）

八、甲沟炎

（一）概述

甲沟炎是指（趾）甲周围软组织的化脓性感染，由细菌通过甲旁皮肤的微小破损侵袭至皮下并发生繁殖引起，是外科常见病、多发病，具有高发病率、高复发率的特点。

甲沟炎属于中医学"蛇眼疔"范畴。内因脏腑火毒炽盛，外因手足部外伤染毒，如针尖、竹、鱼骨等刺伤或修甲时刺破皮肤、昆虫咬伤等，导致火毒之邪阻塞经络，气血凝滞，热盛肉腐而成，甚至腐筋伤骨。

（二）临床表现

本病为急性化脓性疾病，以患处红、肿、热、痛，伴有甲沟形成脓肿和甲下积脓为特征。初期多局限于指甲一侧边缘的近端，有轻度红肿疼痛，2 ～ 3 天成脓，可在指甲背面透现一点黄色或灰白色，或整个甲身内有脓液，即为溃脓期；待出脓后，即肿退痛除，迅速愈合，即为收口期。甲沟炎初起时若不能及时处理，可发展成脓性指头炎，甚至引起指（趾）骨骨髓炎，也可发展为慢性甲沟炎，经久不愈。

（三）治疗

1. 处方

取穴：阿是穴。

2. 刺法

首先固定甲沟炎患处，暴露在光线充足的地方，局部用 75% 酒精常规皮肤消毒，取 0.35mm×25mm 毫针 2 支，在酒精灯上烧红针头，迅速点刺脓肿处，脓液随即流出，医者可用手轻按指甲，待脓液排净之后，用 75% 酒精棉球擦拭患甲，保持患甲干净，可用纱布包扎。一般治疗 1 次即愈，不愈可再治疗 1 次。

（四）预后判断

甲沟炎用毫火针治疗，一般治疗 1 ～ 2 次即愈。

（五）验案

李某，男，45 岁，就诊时间：2015 年 7 月 22 日。

主诉：左拇指尺侧端肿痛 3 天。

现病史：患者 3 天前出现左拇指甲下尺侧端肿痛。查体左拇指甲下组织尺侧红肿，按之痛甚，皮温高于周围皮肤，无全身症状。

西医诊断：甲沟炎。

中医诊断：蛇眼疔（火毒壅滞证）。

治法：泄热解毒排脓。

取穴：阿是穴。常规 75% 酒精消毒后，取 0.35mm×25mm 毫针 2 支烧红针头后迅速点刺脓肿处，脓液随即流出，待脓液排净后，用 75% 酒精棉球擦拭患甲，再用消毒纱布包扎，针后疼痛减轻。次日复诊时创口红肿明显消退。守上法再行毫火针治疗。

按语： 甲沟炎治疗的关键是脓出有门。采用毫火针治疗甲沟炎，能够引邪外出，温通局部且操作简便，引流通畅。

（整理：谢畅）

九、痔疮

（一）概述

痔疮，俗称痔，是临床上一种最常见的肛门疾病，常言道"十男九痔""十女十痔"，可见痔疮患病之广。任何年龄都可发病，而且随着年龄增长，发病率逐渐增高。痔在中国传统医学中有大量的文献记载。英国人Thomson 在 1975 年提出了痔的近代概念：痔是直肠下端的肛垫出现了病理性肥大。根据发生部位的不同，痔可分为内痔、外痔和混合痔。目前认为内痔是肛垫（肛管血管垫）的支持结构、血管丛及动静脉吻合支发生的病理性改变或移位。外痔是齿状线远侧皮下血管丛的病理性扩张或血栓形成。混合痔是内痔和外痔混合体。中医认为痔疮的病因与风、湿、热、燥、气虚、血虚有关。

（二）临床表现

痔疮的临床表现主要为：①便血，便血是痔疮最常见的症状之一，其特点是：呈间歇性，排便过程中点滴而下或喷射而出，亦可是卫生纸带血，血色鲜红，量或多或少，便后血常能自止。②肛门肿物脱出和突起，肛门肿物脱出是内痔常见症状，而突起是外痔典型表现。痔病初期痔核脱出可自行复位，到中后期痔核脱出需用手托或卧床休息才能回复，严重者于下蹲、行走、咳嗽时痔核即可脱出，较难缩回，甚至长期不能复位。③肛门不适，痔核脱出患者可感觉肛门坠胀不适，分泌物刺激肛周皮肤可引起局部瘙痒，外痔部分受到磨擦、挤压可有灼热、疼痛感。

内痔好发部位为截石位 3、7、11 点，主要表现为出血和脱出，内痔的常见临床症状是间歇性便后出鲜血，部分患者可伴发排便困难，当内痔合并发生血栓、嵌顿、感染时则出现疼痛。外痔发生于肛门外部，如厕时有痛感，有时伴瘙痒，常见的外痔主要为结缔组织外痔（皮垂、皮赘）和炎性外痔。

（三）治疗

1. 处方

主穴：阿是穴、长强。

2. 刺法

患者截石位，常规消毒皮肤，将 2 支 1 寸毫针烧红，快进快出，点刺阿是穴 3 针，进针深度视痔核大小而定，如果肛周没见有痔疮，用毫火针点刺红肿处或疼痛区域，出针后如有出血或组织液流出，用消毒干棉球擦拭干净即可。再用毫火针点刺长强穴 2 次。每周 2 次，4 次为一疗程。

（四）预后判断

外痔的毫火针治疗，对消肿、消痔效果好。

（五）验案

马某，女，30 岁，就诊时间：2018 年 5 月 10 日。

主诉：痔疮 4 年余，便血 1 周。

现病史：患者 4 年多前外伤致脊髓损伤，出现二便困难，努挣太过，继而出现痔疮。1 周前外出湖南旅游，食用辛辣之物后出现便血。查体：肛门 9 点位可见一痔疮脱出，大小约 1cm×2cm，局部肿胀，颜色鲜红。

西医诊断：痔疮。

中医诊断：外痔（湿热下注证）。

治法：清热利湿，祛火消肿。

取穴：阿是穴。患者截石位，常规消毒皮肤，先取 2 支 1 寸毫针烧红，点刺阿是穴 3 针，进针深度达痔核中部，快进快出，出针后少量出血，用消毒干棉球擦拭干净；再用毫火针点刺长强。2 天后再诊时告知便血明显减轻，查痔疮局部红肿减退。守上法毫火针点刺治疗。4 次治疗后便血已止，痔体明显缩小。后因出差未继续治疗。

按语：毫火针疗法以热引热，清热毒，祛湿邪，化瘀滞，治疗后常能快速起效。长强属督脉，可帮助疏导肛门瘀滞之气血。一般几次治疗后局部消肿，痔体会慢慢消退。但本病诱发因素很多，其中便秘、长期饮酒、进食大量刺激性食物和久坐久立是主要诱因，故教导患者养成良好的生活习惯有助治疗和防止再发。

（整理：郭亚杰）

十、鸡眼

（一）概述

鸡眼系足跖部皮肤局部长期受压和摩擦引起的局限性、圆锥状角质增生，表现为根陷肉里、顶起硬凸圆形硬结、中心凹陷、状如鸡眼的慢性皮肤疾患，又称"肉刺"。长久站立和行走的人较易发生，摩擦和压迫是主要诱因。西医学的鸡眼病可按本病治疗。

（二）临床表现

本病大多生于足底、趾（指）间，常单个散在发生，偶为多发，数目不定。初起局部皮肤坚硬，色由淡黄或深黄逐渐可变为暗褐，肉中生刺，根陷入里，表面凸起呈圆顶状，中心凹陷透明，覆盖坚厚硬皮，外观状如眼目，挤压则痛，若发于足底趾间，常步履疼痛而行走不便。皮损为圆形或椭圆形的局限性角质增生，针头至蚕豆大小，呈淡黄或深黄色，表面光滑与皮面平或稍隆起，境界清楚，中心有倒圆锥状角质栓嵌入真皮。因角质栓尖端刺激真皮乳头部的神经末梢，站立或行走时引起疼痛。鸡眼好发于足跖前中部第3跖骨头处、拇趾胫侧缘，也见于小趾及第2趾趾背或趾间等突出及易受摩擦部位。

（三）治疗

1. 处方

阿是穴。

2. 刺法

常规消毒皮肤，将2支1寸毫针烧红，选取鸡眼上下左右四处及中心处密刺，每处快速点刺2～3次，进针深度2～3mm，深达根部，可以留针3～5秒。出针后如有出血或组织液流出，用消毒干棉球擦拭干净即可。隔周1次，3次为一疗程。

（四）预后判断

毫火针点刺治疗鸡眼，一般2～3次治疗，鸡眼会自动脱落。

（五）验案

熊某，女，47岁，家庭主妇，就诊时间：2017年6月3日。

主诉：右足拇趾掌面皮损疼痛2年余，加重1周。

现病史：自诉得病前喜好跳舞，步行时局部疼痛，一周前走路太多，致疼痛难忍。查右足拇趾跖面局部覆盖坚厚硬皮，挤压则痛。

西医诊断：鸡眼。

中医诊断：肉刺（痰湿凝结证）。

治法：祛湿化痰散结。

取穴：阿是穴。取2支1寸毫针烧红，选取皮损上下左右四处及中心密刺，每处快速点刺2～3次，进针深度2～3mm，深达根部，留针3～5秒，出针后流出少量血性液体，棉球擦干，不按压。嘱其注意避水，当夜不要洗脚。1周后复诊，局部疼痛明显减轻，皮损局部大部分颜色变黑，守上法再在局部没变黑的皮损用毫火针点刺。2个月后告知鸡眼局部结痂脱落痊愈。

按语：毫火针借火之力，祛瘀散结力强，针后鸡眼局部会颜色变黑，自行脱落，轻者治疗1次即愈，一般治疗3次痊愈。治疗当晚禁泡浴，局部避水。

（整理：郭亚杰）

十一、褥疮

（一）概述

褥疮，又称为压疮、压力性溃疡，是由于局部组织长期受压，发生持续缺血、缺氧、营养不良而致组织溃烂坏死。皮肤压疮在康复治疗、护理中是一个普遍性的问题。褥疮多发生于无肌肉包裹或肌肉层较薄、缺乏脂肪组织保护又经常受压的骨隆突处。据有关文献报道，每年约有6万人死于压疮合并证。中医认为褥疮是由久病气血亏损，气不能运血以营养肌肤，加之局部受压摩擦染毒而成。

（二）临床表现

褥疮多见于截瘫、慢性消耗性疾患、大面积烧伤及深度昏迷等长期卧床患者。多发于骶骨、坐骨结节等骨隆突处。在持续受压部位出现红斑、水疱、溃疡三步曲病理改变。创面周围伴有红、肿、热、痛局部炎症，如果还有化脓、恶臭症状者即可认定为局部感染征兆，伴发热则说明具有全身反应。初起患处呈现紫斑，继而皮肤破损，逐渐坏死溃烂，腐肉脱落，形成溃疡，较难愈合。

（三）治疗

1. 处方

主穴： 阿是穴。

2. 刺法

清洁局部，常规消毒皮肤，将 3～5 支 1 寸毫针烧红，点刺疮面破溃处，密刺法，可留针 3～5 秒，并选取外围红肿未破溃处围刺，快进快出，每处点刺 1～2 次，出针后如有出血或组织液流出，用消毒干棉球擦拭干净即可。隔日 1 次，5 次为一个疗程。并可配合局部温和灸治疗，每次 30 分钟，每日 1 次，5 次为一个疗程。

（四）预后判断

毫火针配合温和灸治疗褥疮，一般 1～2 次治疗收效，5 次治疗会大有好转。

（五）验案

周某，男，48 岁，商人，就诊时间：2013 年 8 月 7 日。

主诉： 腰骶部出现压疮半年。

现病史： 患者半年前因病卧床后腰骶部出现压疮，缠绵难愈，有糖尿病病史 4 年，血糖控制不佳。来诊时腰骶部可见 3cm×5cm 大小破溃，流淡黄色液体，质清，疮口周围色暗红，肉芽少。

西医诊断： 褥疮。

中医诊断： 席疮（气血两虚证）。

治法： 温经养血，祛腐生肌。

取穴： 阿是穴。取 3 支 1 寸毫针烧红，从外围红肿未破溃处向内围刺，密刺法，快进快出，每处点刺 1～2 次，出针后如有出血或组织液流出，用消毒干棉球擦拭干净即可。隔日 1 次，5 次为一个疗程。另嘱每日自行温和灸艾灸局部 1～2 次，每次 40 分钟。一个疗程后见疮面较前缩小，疮口周围颜色鲜红，肉芽明显增多。

按语： 毫火针疗法借火助阳，杀灭疮毒，具有很好的温通经络、行气活血、去腐生新之功，加灸疗改善局部血液循环，促进肉芽组织生长，有利于疮口愈合。

（整理：郭亚杰）

第六章　五官科病证

一、目赤肿痛

（一）概述

目赤肿痛为多种眼部疾患中的一个急性症状。古代文献根据发病原因、症状急重和流行性，又称"风热眼""暴风客热""天行赤眼"等。目赤肿痛常见于西医学的急性结膜炎、假性结膜炎以及流行性角膜炎等，认为由细菌或病毒感染，或过敏而导致。中医认为其多因外感风热时邪，侵袭目窍，郁而不宣；或因肝胆火盛，循经上扰，以致经脉闭阻，血壅气滞，骤然发生目赤肿痛。

（二）临床表现

本病主要表现为目赤肿痛，羞明，流泪，眵多。起病较急，患眼灼热，流泪，羞明，眼睑肿胀，白睛红赤，痒痛皆作，眵多黄黏，或病初眼有异物感，视物模糊不清，畏光羞明，涩痛，白睛混赤肿胀等。

（三）治疗

1. 处方

主穴：太阳穴、丝竹空、攒竹、四白（均患侧）。

2. 刺法

常规消毒，将 2 支 1 寸毫针烧红，快进快出，点刺患侧太阳穴、丝竹空、攒竹、四白，每穴点刺 1 ～ 2 次，进针深度 1 ～ 2mm。太阳穴处用毫火针点刺后拔罐放血，留罐 8 分钟。每日 1 次，3 次为一疗程。

（四）验案

徐某，女，27 岁，就诊时间：2016 年 3 月 1 日。

主诉：左目红肿热痛 1 天。

现病史：患者 1 天前出现左目红肿热痛，伴眼屎多，流泪不停，视物不清，伴口干口苦，小便黄，大便干。舌边尖红点，苔黄腻；脉弦数。

西医诊断：急性结膜炎。

中医诊断：天行赤眼（肝胆湿热证）。

治法：清利湿热。

取穴：左侧太阳穴、丝竹空、攒竹、四白。将 2 支 1 寸毫针烧红，快进快出，点刺患侧太阳穴、丝竹空、攒竹、四白，每穴点刺 1～2 次，进针深度 1～2mm。太阳穴处用毫火针点刺后拔罐放血，留罐 8 分钟。嘱忌食辛辣及海鲜牛羊肉等发物，多饮温开水，饮食清淡，注意休息，避免看手机电脑。次日复诊告知，当夜左眼肿痛明显缓解，3 次治疗病愈。

按语：目赤肿痛多责之于火，毫火针点刺太阳穴、丝竹空、攒竹、四白以热引热，可达引火外出、通络消肿止痛的功效，一般 1～2 次治疗目赤肿痛症状会大减。太阳穴点刺出血，以泄热消肿止痛。本病流行时，注意洗脸用具消毒隔离，以防接触感染。

（整理：郭亚杰）

二、麦粒肿

（一）概述

麦粒肿又称睑腺炎、针眼，是睫毛毛囊附近的皮脂腺或睑板腺的急性化脓性炎症。眼睑有两种腺体，在睫毛根部的叫皮脂腺，其开口于毛囊；另一种靠近结膜面埋在睑板里的叫睑板腺，开口于睑缘。麦粒肿就是这两种腺体的急性化脓性炎症。引起麦粒肿的细菌多为金黄色葡萄球菌。胞睑边缘可见小硬结，红肿疼痛，形似麦粒状。多因风邪外袭，客于胞睑化热，风热煎灼津液变成疮疖，或因多食辛辣物以致脾胃蕴积湿热，遂使气血凝滞，停聚于胞睑皮肤经络之间而成。反复发作多因余邪未消，热毒蕴伏，或体质虚弱，视物模糊。

（二）临床表现

麦粒肿分为内麦粒肿和外麦粒肿，临床表现为眼睑皮肤局限性红、肿、热、痛，邻近球结膜水肿。当脓液局限积聚时出现黄色脓头，外麦粒肿发生在睫毛根部皮脂腺，表现在皮肤面；内麦粒肿发生在睑板腺，表现在结膜面，破溃排脓后疼痛缓解，红肿消退。重者伴有耳前、颌下淋巴结肿大及压痛、全身畏寒、发热等。

麦粒肿初起时，胞睑微痒痛，近睑缘部皮肤微红肿，继之红肿局限形成硬结，并有压痛，硬结与皮肤相连；数日后，胞睑局限硬结边缘睫毛根部出现黄白色脓点，继而溃破出脓。

（三）治疗

1. 处方

主穴：阿是穴（局部病损处）。

2. 刺法

患者仰卧位，或者坐位，头背靠墙，固定体位后，常规消毒皮肤，如果是下睑，嘱患者眼睛往上看，如果是上睑，嘱患者眼睛往下看，助手的手消毒后，用手指固定患者眼球，将眼睑与眼球分开，将1支1寸毫针烧红，快速点刺眼睑红肿局部1～2针。点刺后若有出血或流脓，让其自然流尽，用消毒棉球擦拭干净局部。1次治疗后，如果未愈，隔日再治疗1次。

（四）预后判断

毫火针点刺治疗麦粒肿，一般治疗1次可愈。

（五）验案

张某，女，23岁，就诊时间：2016年10月15日。

主诉：右上眼睑红肿、疼痛1周。

现病史：患者1周前出现右上眼睑红肿、疼痛。查：右眼球结膜充血，睫毛毛囊皮脂腺红肿明显，约见0.3cm×0.4cm结节，有脓头，伴有灼热疼痛，口渴喜饮。舌红，苔黄；脉数。

西医诊断：睑腺炎。

中医诊断：麦粒肿（热毒炽盛证）。

治法：清热解毒，排脓散结。

取穴：阿是穴。取局部病损处，予常规消毒后，将1支1寸毫针烧红，快速点刺眼睑红肿局部2针。点刺后脓液溢出，挤压放血数滴。隔日复诊，红肿大消，疼痛减轻。未再治疗。1周后症状消失。

按语：麦粒肿病位在眼睑局部，为风热、热毒壅滞而成。毫火针以热引热，清热解毒，点刺局部可消肿止痛，祛毒排脓。一般治疗 1 次可明显缓解红肿热痛症状，遏制病情进展；如果后期才介入治疗，可引脓而出，加速恢复进程。针后一定注意保持针孔清洁，12 小时内局部勿接触水。注意眼部清洁卫生，勿用手揉眼。经常煮沸消毒或更换毛巾，注意卫浴清洁，可以起到预防作用。累发患者，少食或不食辛辣之品，洗脸时热敷眼部。

（整理：刘璇）

三、外展神经麻痹

（一）概述

外展神经麻痹是由于一条眼外肌或多条眼外肌麻痹或运动受限所致，引起眼球的外转功能障碍而发生复视。通常见于一条或两条外直肌麻痹，或双侧的外展神经麻痹，也可能是眼内侧壁骨折等引起的内直肌的损伤。后天性最为多见，常见于颅脑外伤、高血压、糖尿病的成人，或为颅内肿瘤的初期体征。外展神经麻痹在中医里属于"风牵偏视"的范畴，病位在眼。

（二）临床表现

外展神经麻痹的典型表现为远近距注视时偏斜程度比近距离大，麻痹眼注视时的偏斜角大，朝麻痹眼侧注视时的偏斜程度最大。以单侧或双侧眼球突然偏斜，转动受限，视一为二为临床特征。

（三）治疗

1. 处方

主穴：太阳、攒竹、阳白、丝竹空、养老（均患侧）。

2. 刺法

常规消毒皮肤，将 2 支 1 寸毫针烧红，快进快出，每穴点刺 1～2 次，进针深度 2mm。前 3 次每天治疗，后隔日 1 次，10 次为一疗程。可配合太阳、丝竹空温针灸。

（四）验案

李某，女，50 岁，就诊时间：2016 年 1 月 8 日。

主诉：左眼视一为二，伴头晕目眩 2 周。

现病史：患者 2 周前出现左眼视一为二，伴头晕目眩。查：右眼球运动自如，左眼球外展明显受限，不过中线。纳食欠佳，倦怠乏力，面色萎黄。舌质淡，苔薄白；脉沉细弱。

西医诊断： 外展神经麻痹。

中医诊断： 风牵偏视（气血两虚证）。

治法： 益气补血，温经通络。

取穴： 患侧太阳、攒竹、阳白、丝竹空、养老。将 2 支 1 寸毫针烧红，快进快出，每穴点刺 2 次，进针深度 2mm。同时配合太阳、丝竹空温针灸。针治 4 次后，右眼球外展程度即有改善，可稍过中线。治疗第 15 次时视物重影已消失，右眼外展基本恢复正常。

按语： 太阳、攒竹、丝竹空、阳白为局部取穴，主治目疾，祛风通络、纠偏正视。养老清肝明目。毫火针以热引热以消炎，促进局部血液循环，修复受损神经。该法在发病早期介入治疗效果好。

（整理：刘璇）

四、动眼神经麻痹

（一）概述

动眼神经本身及其周围组织病变均可导致动眼神经麻痹。动眼神经麻痹可见复视、上睑下垂、眼外肌麻痹、瞳孔散大等表现。其病因复杂多样，常与颅内病变或全身系统疾病密切相关。先天性动眼神经麻痹较少见，绝大多数为单眼，其原因为发育异常或产伤所致；后天性动眼神经麻痹在与眼球运动有关的三对脑神经中，也是较少发生的，临床上动眼神经的分支麻痹较动眼神经麻痹多见，尤其是动眼神经上支麻痹，其病因包括脑干疾患，大部分为炎症感染。

中医认为动眼神经麻痹病位在眼，气虚不能上提，血虚不能养筋为其主要病因病机。可因先天禀赋不足，肝肾两虚；肌腠空虚，风邪客于胞睑，阻滞经络，气血不和；脾虚气弱，中气不足，筋肉失养，经筋弛缓，以致胞睑松弛无力而下垂。

（二）临床表现

动眼神经麻痹临床表现为病变同侧眼的上直肌、下直肌、内直肌及下斜肌中一条或数条麻痹，不同的眼肌功能异常会引起眼位改变而致斜视。眼内转和

· 215 ·

上下转运动受限，早期眼位大部分表现为外下斜视。提上睑肌麻痹后出现完全性和不完全性上睑下垂，长期上睑下垂则造成视觉发育异常形成弱视。

（三）治疗

1. 处方

主穴： 患侧太阳、攒竹、阳白、丝竹空、养老、风池，合谷（双）。

2. 刺法

常规消毒皮肤，将 2 支 1 寸毫针烧红，快进快出，每穴点刺 1 ～ 2 次，进针深度 2mm。前 3 次每天治疗，后隔日 1 次，10 次为一疗程。可配合太阳、丝竹空温针灸。

（四）验案

张某，女，57 岁，就诊时间：2014 年 6 月 7 日。

主诉： 左眼睑下垂、外斜视 1 周。

现病史： 患者 1 周前出现左眼睑下垂、外斜视。外院诊断"动眼神经麻痹"。查：左眼睑下垂，外斜视，伴瞳孔散大。舌质红，苔薄白；脉弦数。

西医诊断： 动眼神经麻痹。

中医诊断： 上胞下垂（风邪袭络证）。

治法： 祛风通络。

取穴： 患侧太阳、攒竹、阳白、风池、合谷。消毒皮肤将 2 支 1 寸毫针烧红，快进快出，每穴点刺 2 次，进针深度 2mm。配合太阳、丝竹空温针灸。前 3 次每天治疗，后隔日 1 次，10 次为一疗程。第一个疗程治疗 10 次，上睑已能上提，眼球稍能向内侧转动。治疗三个疗程后，目珠转动自如，经眼科复查，眼球运动已恢复正常，两侧瞳孔等大。

按语： 毫火针温通活血、引邪外出作用强，攒竹、丝竹空和阳白穴均位于眼上方，用之可通经活络，调和局部气血而升提眼睑；养老、风池、合谷祛风清肝明目。配合温针灸改善局部循环，促神经修复。该法在发病 3 天内介入治疗效果好。

（整理：刘璇）

五、干眼病

（一）概述

干眼症是指任何原因造成的泪液质或量异常或动力学异常，导致泪膜稳定性下降，并伴有眼部不适和（或）眼表组织病变特征的多种疾病的总称，又称角、结膜干燥症。常见之症状包括眼睛干涩、容易疲倦、眼痒、有异物感、痛、灼热感、分泌物黏稠、怕风、畏光、对外界刺激很敏感；有时眼睛太干，基本泪液不足，反而刺激反射性泪液分泌，而造成常常流泪；较严重者眼睛会红肿、充血、角质化、角膜上皮破皮而有丝状物黏附，这种损伤日久则可造成角、结膜病变，并会影响视力。目前治疗以人工泪液替代疗法、泪小点栓塞、腮腺移植等对症治疗为主，但其疗效不持久。

（二）临床表现

干眼症常见的症状是眼部干涩和异物感，其他症状有烧灼感、痒感、畏光、充血、痛、视物模糊易疲劳、黏丝状分泌物等。重者可引起视功能下降，从而影响工作和生活，甚至失明。

（三）治疗

1. 处方

主穴：双侧太阳、攒竹、阳白、丝竹空、养老、风池、合谷。

2. 刺法

常规消毒皮肤，将2支1寸毫针烧红，快进快出，每穴点刺1～2次，进针深度1～2mm。前3次每天治疗1次，之后隔日1次，10次为一疗程。可配合太阳、丝竹空温针灸。

（四）验案

赵某，女，55岁，就诊时间：2016年3月6日。

主诉：双眼干涩、疲劳4月余。

现病史：患者4个月前出现双眼干涩、疲劳，伴有双眼刺痛、畏光，皮肤干燥，盗汗，大便干，小便黄。舌质红，苔少；脉弦细。查Schirmer试验：左4mm／5分钟，右4mm／5分钟；角膜染色试验：左（+），右（+）；BUT试验：左6秒，右5秒。

西医诊断： 干眼症。

中医诊断： 白涩症（肝肾阴虚证）。

治法： 滋肾水，养肝阴。

取穴： 双侧太阳、攒竹、阳白、丝竹空、养老、风池、合谷。将2支1寸毫针烧红，快进快出，每穴点刺2次，进针深度1～2mm。配合太阳、丝竹空温针灸。前3次每天治疗1次，之后隔日1次，10次为一疗程。3次治疗后眼干涩、疲劳等症有所减轻，2个疗程后，双眼干涩感、刺痛、视物模糊等症状基本消失。西医检查：Schirmer法双眼均为7mm/5分钟，泪膜破裂时间为8s。

按语： 干眼症属于"燥证""白涩症"范畴。毫火针温通作用强，可促进局部血液循环，改善局部组织器官功能。太阳、攒竹、阳白、丝竹空为眼区局部穴，刺之可疏通经络气血，促进泪液的分泌，有效提高泪膜的稳定性，改善患者的自觉症状。风池、养老为治眼疾要穴，祛风明目。太阳、丝竹空局部温针灸改善局部循环，促泪腺功能修复。诸穴合用，使津液得充，敷布正常，从而达到治疗目的。嘱患者每天饮水量1500mL～2000mL。

（整理：刘璇）

六、耳聋、耳鸣

（一）概述

耳鸣是指是一种主观感觉，周围环境并无相应声源，患者自觉耳内鸣响或有异常声响。耳聋是指听觉系统的传音、感音功能异常所致的听觉障碍或听力减退。耳鸣的发病率较高，约占13%～18%，其病因、发病机制尚无定论，目前多认为与病毒感染和内耳微循环障碍等因素有关。

耳鸣和耳聋两者症状虽异，但中医认为其发病机理相似，故将耳鸣耳聋并称。中医学对其病因、病机等的认识早有记载，如《古今医统·耳证》谓："耳聋证，乃气道不通，痰火郁结，壅塞而成聋也。"《内经》曰："一阳独啸，少阳厥也。"中医将其分为虚实二证，实证多为肝胆火盛，或痰热郁结致少阳经气闭阻壅遏清窍；虚证多因肾精亏耗，精气不能上达于耳而发为鸣响。《内经》云"脑为之不满，耳为之苦鸣""髓海不足，则脑转耳鸣"。

（二）临床表现

耳鸣表现为自觉耳内有响声，或如蝉鸣，或如潮声，或如蚁鸣，或如雷声。耳聋则是指不同程度的听力减退，轻者听不真切，重者听觉丧失。耳鸣常为耳聋的先兆，耳鸣日久可影响听力，导致耳聋，《医学入门·卷五》曾记载："耳鸣乃是聋之渐也。"

实证的耳鸣耳聋多为肝火旺盛证，见耳鸣突发，多为低调或高低调混杂，伴耳聋、失眠但无体倦感，烦躁易怒，口干，部分患者口苦，舌边尖红、苔薄黄，脉弦。虚证则多为肝肾不足，见耳鸣多为高调，病程较长，伴耳聋、失眠多梦、体倦乏力，部分患者兼有手足心热或盗汗，舌质瘦，或有裂纹，色暗红，少苔，舌面欠润，脉沉细，双尺无力或不及。

（三）治疗

1. 处方

主穴：（患侧）耳门、听宫、听会、翳风、风池。

配穴：实证加太冲、中渚；虚证加三阴交、太溪。

2. 刺法

患者仰卧位于光线充足的地方，先将头部转向健侧，暴露出患侧耳部及颈部穴位，常规消毒皮肤，将2支1寸毫针烧红，快进快出浅刺，每穴点刺1次。进针深度1～2mm。面颈部皮肤敏感，耳前三穴位置集中，行针时要快速、准确、轻巧。再根据辨证取穴点刺四肢穴位1～2次。每周治疗2次，10次为一个疗程。

（四）预后判断

耳鸣耳聋（突聋等），如果发病急性期以毫火针为主介入治疗，会收效显著，痊愈的可能大；但对慢性耳鸣耳聋的治疗，会减轻症状，但痊愈的可能性小。

（五）验案

王某，女，51岁，就诊时间：2016年3月9日。

主诉：突发左耳耳鸣3天。

现病史：3天前与人争吵后出现左耳耳鸣如雷，夜间明显，影响睡眠，伴耳部堵塞感、口干口苦，纳欠佳，小便黄，大便偏干。舌边尖红，苔薄黄；脉弦。在外院耳鼻喉科检查未见异常，予改善循环、营养神经、活血通络药物治疗效果欠佳。

西医诊断：神经性耳鸣。

中医诊断：耳鸣（肝火旺盛证）。

治法：清肝泻火、通络开窍。

取穴：左侧耳门、听宫、听会、翳风、风池，双侧太冲、中渚，常规消毒皮肤，将2支1寸毫针烧红，快进快出浅刺，每穴点刺1次。第3日二诊，诉耳鸣症状已缓解70%，睡眠可；1周后三诊，诉耳鸣症状已基本消失，嘱其巩固治疗3次，6次痊愈。

按语：耳鸣耳聋是临床常见的疑难性、难治性疾病，中医认为其与脏腑功能息息相关，其中与肝、胆、肾、脾的关系尤为密切。《灵枢·邪气脏腑病形》曰"十二经脉……其别气走于耳而为听"，手足少阳经脉均"从耳后入耳，出走耳前"，手太阳经脉"却入耳中"，毫火针点刺耳周五穴正是遵循"经脉所过，主治所及"的经络辨证理论，使热感传至耳中，气至病所，通其经脉，调其血气，使耳部郁滞之经气得以疏通，气血得以调和，从而使"壅塞"之耳窍顿开，耳聪复初。局部治疗与整体辨证相结合，实证加针足厥阴肝经原穴太冲和手少阳三焦经输穴中渚，可以引少阳实邪外出；虚证温补肾经原穴之太溪及足三阴之交会穴三阴交，可补益肝肾、扶正固本。耳鸣耳聋急性发作时做毫火针治疗，收效快，痊愈率高。耳鸣症状容易反复，嘱患者于症状消失后，应坚持再针治3次左右，以巩固疗效。

（整理：毛湄）

七、变应性鼻炎

（一）概述

变应性鼻炎（Allergic Rhinitis，AR）亦称过敏性鼻炎，是机体暴露于变应原后，主要由免疫球蛋白E（IgE）介导的鼻黏膜非感染性慢性炎性疾病。AR在全球的发病率约10%～25%，我国发病率高达37.74%，近年来呈明显上升趋势，而且发患者群越来越低龄化。在发病初期若不及时治疗，会引发变应性鼻窦炎、支气管哮喘、过敏性咽喉炎、嗅觉障碍、分泌性中耳炎、鼻出血、鼻息肉、失眠、结膜炎、睡眠呼吸障碍、窒息等并发症，严重影响患者的生活质量。

变应性鼻炎属于中医"鼻鼽""鼽嚏""鼽水"范畴。《素问》称之为"鼽嚏"。金·刘完素《素问玄机原病式·六气为病》首次描述了本病的临床特征，指出"鼽者，鼻出清涕也"，"嚏，鼻中因痒而气喷作声也"。历代医家认为其病位在鼻，与肺、脾、肾关系密切，与体质相关。由于脏腑虚损，正气不足，感受风邪、寒邪或异气而发。机体正气不足是根本，外邪侵袭为诱因，病性属本虚标实。

（二）临床表现

变应性鼻炎以阵发性鼻痒，连续喷嚏、鼻塞、流涕，鼻涕清稀、量多为主要症状，起病迅速，症状一般持续数分钟至几十分钟。有时伴有嗅觉障碍、流泪、头昏、头痛 、耳鸣、咽喉疼痛等症状，给患者带来诸多痛苦。常因接触花粉、烟尘、化学气体等致敏物质而发病，有时环境温度变化亦可诱发。检查鼻腔黏膜多为苍白，少数充血，鼻甲肿胀，鼻分泌物涂片和 IgE 血清等检查明确诊断。

（三）治疗

1. 处方

主穴： 迎香（双）、鼻通、颧髎、印堂、上星、大椎。

2. 刺法

患者仰卧位于光线充足的地方，暴露出面部穴位，常规消毒皮肤，将 2 支1 寸毫针烧红，快进快出浅刺，每穴点刺 1 次，进针深度 1mm。面部皮肤敏感，行针时要快速、准确、轻巧。再取俯卧位，暴露背部，点刺大椎穴 1 ～ 2次，后在大椎穴拔火罐，留罐 10 分钟。每周治疗 2 次，10 次为一个疗程。

（四）验案

陈某，女，45 岁，就诊时间：2017 年 10 月 16 日。

主诉： 反复鼻塞鼻痒 5 天。

现病史： 患者 5 天前晨起受凉后出现鼻塞鼻痒，喷嚏连作，流清涕如水样，症状反复发作，伴身体困倦，脘腹胀满，纳眠欠佳，小便清，大便稀溏。舌淡，苔白，脉细弱。在我院五官科就诊，检查鼻部未见明显异常，予氯雷他定片、鼻炎康片等口服，效果欠佳，现为求进一步诊治前来我科门诊。

西医诊断：变应性鼻炎。

中医诊断：鼻鼽（脾气虚弱证）。

治法：健脾益气、祛风通窍。

取穴：迎香、鼻通、颧髎、印堂、上星、大椎。给以毫火针加拔罐治疗。先用毫火针2支，烧针后点刺头面部迎香、鼻通、颧髎、印堂、上星穴，再点刺后背部大椎穴1～2次，后在大椎穴拔火罐，留罐10分钟。嘱其多饮水，不吃生冷，注意防寒。第3日二诊，诉鼻炎症状已缓解80%，流涕减少。1周后三诊，诉鼻炎症状已基本消失，3次痊愈。

按语：变应性鼻炎多由肺气虚弱或脾虚、肾亏，肺气受损，风寒乘虚而入，犯及鼻窍，津液停聚，遂致鼻窍阻塞而成。毫火针点刺穴位有温阳通络、祛邪散寒、活血祛瘀、改善机体代谢、提高机体免疫力的功效。用于治疗变应性鼻炎，可以鼓动人体之阳气，有邪则胜寒，无邪则温补，固卫机体，同时祛邪外出，使人体正气不断充足。点刺局部穴迎香、印堂、上星，可"气至病所"，通利鼻窍以"治标"；在"诸阳之会"大椎穴上点刺及拔火罐治疗，通利上焦、调达肺气、温阳通络。本病急性期毫火针治疗收效好。

（整理：毛湄）

八、牙痛

（一）概述

牙痛指由于各种原因而引起的牙齿疼痛，作为口腔疾病中常见的症状之一，牙痛可见于现代医学中的牙本质过敏、根尖周围炎、牙髓炎以及龋齿等，在遇到甜、酸、热、冷等刺激时，牙痛就会开始发作或者不断加重。其疼痛剧烈，常影响患者进食和睡眠，耽误工作。

牙痛属于中医学"牙宣""骨槽风""牙咬痛"的范畴。

（二）临床表现

牙痛是多种牙齿疾病和牙周疾病常见症状之一，其特点表现为以牙痛为主，牙龈肿胀，咀嚼困难，口渴口臭，或时痛时止，遇冷热刺激痛、面颊部肿胀等。其他症状如牙龈鲜红或紫红、肿胀、松软，有时龈缘有糜烂或肉芽组织增生外翻，刷牙或吃东西时牙龈易出血，有时可有发痒或发胀感。

（三）治疗

1. 处方

主穴：阿是穴，下关（患侧）。

2. 刺法

患者坐位或仰卧位于光线充足的地方，先用生理盐水漱口清洁口腔，张大嘴巴暴露疼痛牙龈处，将 2 支 1 寸毫针烧红，点刺阿是穴及周围肿胀组织 2～5 次，放出少量血或脓血，让其自然流尽，再用生理盐水漱口。再点刺下关穴，进针 2mm。治疗后 2 小时内只能喝水，禁进食，治疗期间严格禁食冷热辛辣刺激性食物及烟酒。

（四）验案

吴某，男，21 岁，就诊时间：2016 年 5 月 17 日。

主诉：右侧下牙痛 3 天。

现病史：患者 3 天前与朋友熬夜吃烧烤后出现右侧下牙疼痛，痛势剧烈，口渴喜冷饮，见牙龈肿大，右脸颊部可见肿胀，伴口臭口苦，纳眠差，小便黄，大便秘结。舌红，苔黄；脉洪大滑数。至我院口腔科就诊，诊断为"牙周炎"，予甲硝唑消炎治疗效果欠佳，今日前来我科门诊就诊。

西医诊断：牙周炎。

中医诊断：牙痛（胃火炽盛证）。

治法：清胃泻火，消肿止痛。

取穴：阿是穴、右侧下关。给以毫火针治疗。患者取坐位，先用生理盐水漱口清洁口腔，张大嘴巴暴露疼痛牙龈处，将 2 支 1 寸毫针烧红，点刺阿是穴及周围肿胀组织 3 次，流出少量脓血，让其自然流尽，再用生理盐水漱口，再点刺右侧下关穴 1 次。针后患者立即诉牙痛缓解了 80%，自觉局部肿胀明显减轻，1 次得效。

按语：牙痛是口腔疾病最常见的症状之一，中医认为其与阳明热盛、风袭经络郁于阳明、肾阴不足虚火上炎有关。毫火针点刺局部阿是穴和下关穴有泄热、活血、消肿、止痛之功；实火牙痛疗效好，一般一次治疗痛消。注意如果牙痛剧烈反复发作，就必须要到口腔科进行专科检查治疗。

（整理：毛湄）

九、咽喉肿痛

（一）概述

咽喉肿痛是咽喉疾患中常见的病证之一，指咽喉黏膜的急性炎症，多见于西医学的急性扁桃体炎、急性咽炎、单纯性喉炎、慢性咽喉炎急性发作、慢性扁桃体炎急性发作、扁桃体周围脓肿等，常在疲劳、受凉、烟酒过度、化学气体或粉尘刺激等诱因下发病。

咽喉肿痛属于中医学"喉痹""急喉风""乳蛾"等范畴。常因风热犯肺，上壅咽喉或肾水不足，不制相火，虚火循经上炎所致。其病位在咽喉，涉及肺、胃、肝、肾等脏腑。

（二）临床表现

本病发病较急，以咽喉红肿疼痛，吞咽不适为主症，临床表现为咽干灼痛，空咽时疼痛加剧，可伴有咳嗽、声嘶发热、头疼、全身不适等症状，甚者可出现吸气性呼吸困难。若治疗不当，迁延不愈，轻者吞咽不适，影响患者进食和休息，重者咽喉肿痛剧烈，进食困难，影响患者生活和工作。检查可见咽喉部红肿、咽后壁滤泡增生、扁桃体肿大甚至化脓等。

（三）治疗

1. 处方

主穴：扁外穴（双）、廉泉、天突、大椎。

扁外穴：微仰头，当结喉上方，廉泉旁开 2 寸处（黄石玺经验穴）。

2. 刺法

患者仰卧位，常规消毒皮肤，将 2 支 1 寸毫针烧红，快进快出，直刺，每穴点刺 1 ～ 2 次，进针深度 2mm。扁外穴向上刺入，进针 3mm。患者再取俯卧位，在大椎穴处用毫火针点刺 2 ～ 3 次后拔罐，留罐 10 分钟。每日 1 次，3 次为一疗程。

（四）验案

孙某，男，21 岁，就诊时间：2017 年 6 月 7 日。

主诉：咽喉肿痛 1 天。

现病史：患者 1 天前受凉后出现咽喉疼痛肿胀，吞咽时疼痛剧烈，影响进食，偶有咳嗽，咯黄黏痰，无声嘶、发热等，伴口干口苦，纳眠欠佳，小便短赤，大便秘结。查体：咽喉部红肿，双侧扁桃体Ⅱ度肿大，未见脓点，咽后壁可见数个滤泡增生。舌红，苔黄腻；脉滑数。

西医诊断：急性扁桃体炎。

中医诊断：咽痛（实热证）。

治法：清热利咽，消肿止痛。

取穴：扁外穴（双）、廉泉、天突、大椎。给以毫火针加拔火罐治疗。患者仰卧位，先用2支毫火针烧红点刺扁外穴（双）、廉泉、天突，每穴1次；患者再取俯卧位，在大椎穴处用毫火针点刺2次后拔罐，留罐10分钟。嘱多饮水，清淡饮食。次日复诊，诉咽痛减轻50%，纳眠可，咳嗽咯痰缓解，继续治疗，3次痊愈。

按语：由于本病病变部位位于咽喉部，尚未深入脏腑，故以毫火针点刺各穴可达到引热外出、通络消肿止痛的功效。扁外穴、廉泉、天突为局部取穴，扁外穴为经验穴，是扁桃体在体表投影处，向上点刺直达病所，消炎、消肿、止痛力强，是治疗扁桃体病变的有效穴位。天突系阴维、任脉之交会穴，"腧穴所在，主治所及"，故可清利咽喉。大椎为"诸阳之会"，加之拔罐，泄热力强。

（整理：毛湄）

十、口腔溃疡

（一）概述

复发性口腔溃疡，是最常见的口腔黏膜病。其患病率高达20%，居口腔黏膜病的首位，女性多于男性，任何年龄均可患病，但以青壮年多见，无明显季节性。本病具有周期性、复发性和自限性等特征，并以口腔黏膜反复出现的溃疡和疼痛为主要症状。其病因尚不明确，现代医学认为免疫、遗传和环境可能是其发病的"三联因素"。复发性口腔溃疡属中医"口疮""口疳""口糜"等范畴。

（二）临床表现

复发性口腔溃疡的临床表现主要为口腔黏膜反复出现大小不等的圆形、椭圆形溃疡，单发或多发于口唇、唇内黏膜、舌及口龈等处，但在角化完全的附着龈，硬腭则少见。局部表现为"凹、红、黄、痛"特征，即中央凹陷，周围红肿高起，表面覆有浅黄色假膜，灼痛感明显。溃疡有自限性，整个发作期一般持续 1～2 周。

（三）治疗

1. 处方

主穴： 阿是穴（溃疡局部）。

2. 刺法

患者坐位或仰卧位于光线充足的地方，用生理盐水漱口清洁口腔，必要时使用一次性牙套。将 2 支 1 寸毫针烧红，点刺溃疡面，要求将疮面全部点净而不伤及正常黏膜，快进快出，进针深度 1mm，视其溃疡面大小点刺 1～5 次，出针后如有出血或组织液流出，无需擦拭，让其自然流尽。每周治疗 2 次，2 次为一疗程。治疗期间严格禁食辛辣刺激性食物及烟酒。

（四）验案

曾某，女，51 岁，就诊时间：2016 年 11 月 9 日。

主诉： 反复口腔溃疡 3 月余。

现病史： 患者 3 个月前无明显诱因出现 3 个舌边部溃疡，稍有疼痛感，妨碍进食，时好时坏，难以敛口，伴倦怠乏力、腰膝冷痛，小便清长，大便烂。舌质淡，苔白润；脉沉迟弱。局部检查：舌边见 3 个口疮，大小不一，周围颜色淡红，溃疡面色淡，覆少许灰白假膜。

西医诊断： 复发性口腔溃疡。

中医诊断： 口疮（阳气亏虚证）。

治法： 升阳举陷，益气敛口。

取穴： 阿是穴。予毫火针治疗。患者取仰卧位，漱口清洁口腔后，将 2 支毫针烧红，点刺溃疡面每个 2 次，出针后少量出血，让其自然流尽。第 3 天复诊，溃疡面变小，治疗 2 次，后患者溃疡痊愈。

按语： 毫火针可使火热毒邪外散，通而去壅，有生肌敛疮、祛腐排脓的作用。它以快速进针出针，使溃疡局部周围瘀积的气血得以运行消散，加速疮口自然愈合。针刺口腔黏膜这种敏感组织，毫火针创伤小、疼痛轻、患者接受度更高。

（整理：毛湄）

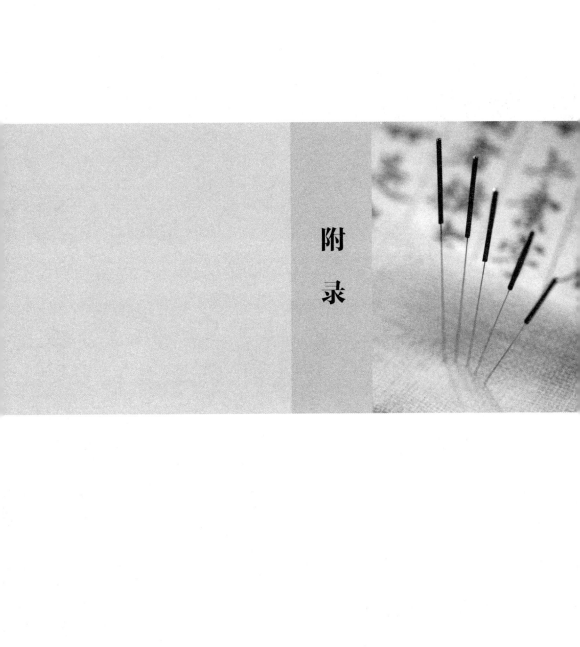

附 录

毫火针相关科研课题题目

1. 国家中医药管理局中医临床诊疗技术整理与研究项目："火针赞刺法治疗带状疱疹的临床疗效再评价及技术操作规范的研究"。（课题编号：国中医药科2002ZL44号）

2. 首都医学科技发展基金项目"毫火针配合温和灸缓解带状疱疹后神经痛及改善生活质量的研究"。（课题编号：SF-2009-II-01）

3. 国家中医药管理局中医药科技专项"毫火针温针灸联合疗法治疗原发性头痛的技术方案规范研究"。（课题编号：2017ZY012YLC）

4. 中国中医科学院优势病种"毫火针赞刺法与毫火针加灸法治疗中老年带状疱疹平行对照研究"。（课题编号：CACMS08Y004）